国家卫生健康委员会"十四五"规划教材

全国高等职业教育专科配套教材

供助产专业用

助产学学习指导

主　编　王　玉　崔　萱

编　者　（以姓氏笔画为序）

万俊芳（咸阳职业技术学院）　　　　宋沉思（毕节医学高等专科学校）

王　玉（山东医学高等专科学校）　　张　妤（甘肃卫生职业学院）

王　诺（锡林郭勒职业学院）　　　　陈　敏（南昌医学院）

牛　倩（河南护理职业学院）　　　　陈顺萍（福建卫生职业技术学院）

左欣鹭（承德护理职业学院）　　　　周昔红（中南大学湘雅二医院）

刘　慧（黑龙江护理高等专科学校）　姚丽娟（滨州医学院附属医院）

孙胜男（山东医学高等专科学校）　　贾　佳（重庆医药高等专科学校）

李金芝（蚌埠医科大学）　　　　　　崔　萱（江苏护理职业学院）

杨　波（保山中医药高等专科学校）

人民卫生出版社

·北　京·

图书在版编目（CIP）数据

助产学学习指导 / 王玉，崔萱主编. -- 北京：人民卫生出版社，2025.7. -- ISBN 978-7-117-37915-1

Ⅰ．R717

中国国家版本馆 CIP 数据核字第 2025WQ7820 号

人卫智网	**www.ipmph.com**	医学教育、学术、考试、健康，购书智慧智能综合服务平台
人卫官网	**www.pmph.com**	人卫官方资讯发布平台

助产学学习指导

Zhuchanxue Xuexi Zhidao

主　　编：王　玉　崔　萱
出版发行：人民卫生出版社（中继线 010-59780011）
地　　址：北京市朝阳区潘家园南里 19 号
邮　　编：100021
E - mail：pmph @ pmph.com
购书热线：010-59787592　010-59787584　010-65264830
印　　刷：河北新华第一印刷有限责任公司
经　　销：新华书店
开　　本：787 × 1092　1/16　　**印张：**11
字　　数：254 千字
版　　次：2025 年 7 月第 1 版
印　　次：2025 年 7 月第 1 次印刷
标准书号：ISBN 978-7-117-37915-1
定　　价：29.00 元

打击盗版举报电话：010-59787491　E-mail：WQ @ pmph.com
质量问题联系电话：010-59787234　E-mail：zhiliang @ pmph.com
数字融合服务电话：4001118166　E-mail：zengzhi @ pmph.com

　　根据第五轮全国高等职业教育专科护理类专业规划教材编写指导思想与整体规划，《助产学学习指导》是《助产学》(第 3 版) 的配套教材。《助产学学习指导》的编排顺序与《助产学》(第 3 版) 教材一致，共 17 章，内容包括知识清单、难点解析、护考训练 3 个部分。知识清单是将《助产学》(第 3 版) 教材中相关章节的知识点进一步提炼，让学习者有重点地复习，增强学习者对教材重点内容的理解与掌握。难点解析是对教材中未能详细阐明的内容或知识进行相关解释或分析，帮助学习者理解和记忆。护考训练包括练习题和参考答案 2 个部分，练习题题型与护士执业资格考试紧密接轨，涵盖护士执业资格考试大纲考点，在强调测试学习者助产学基本理论、基本知识和基本技能的同时，还特别注重测试学习者的人文素质和综合能力；练习题附有参考答案及部分解析。

王　玉　崔　萱
2025 年 7 月

第一章 | 女性生殖系统解剖

第一节 外生殖器

【知识清单】

女性外生殖器指生殖器官外露部分，**大阴唇皮下含丰富血管，外伤后易出血或形成血肿**；小阴唇和阴蒂富含神经末梢，对性刺激敏感。前庭大腺又称巴氏腺，位于大阴唇后部，如黄豆大小，左右各一，被球海绵体肌所覆盖。腺管细长（1~2cm），向内侧开口于前庭后方小阴唇与处女膜之间的沟内，性兴奋时分泌黏液起**阴道润滑作用**。正常情况检查时不能触及此腺。若因感染导致腺管口闭塞，可形成**前庭大腺脓肿**。若腺管开口闭塞使分泌物积聚，也可形成**前庭大腺囊肿**。

第二节 内生殖器

【知识清单】

女性内生殖器包括**阴道、子宫、输卵管和卵巢**。

1. 阴道 系性交器官，也是月经血排出及胎儿娩出的通道；阴道上端环绕子宫颈周围部分称为阴道穹。**阴道后穹隆最深，其顶端为直肠子宫陷凹，为腹腔、盆腔的最低点，临床上可经后穹隆穿刺或引流，对某些疾病的诊断与治疗有意义**。

2. 子宫 是产生月经、性交后精子到达输卵管的通道、孕育胚胎及胎儿、促使胎儿娩出的器官。子宫位于盆腔中央，呈前倾前屈位。成人子宫呈前后略扁的倒置梨形，**重50~70g，长7~8cm，宽4~5cm，厚2~3cm，子宫腔容积约5ml**。子宫体和子宫颈之间的狭窄部分为**子宫峡部**，子宫峡部上端因在解剖上较狭窄，称为**解剖学内口**，下端因黏膜组织在此处由子宫腔内膜转化为子宫颈黏膜，称为子宫颈内口，又称**组织学内口；子宫颈外口柱状上皮与鳞状上皮交接处是宫颈癌的好发部位**。子宫内膜表面2/3为功能层，受卵巢性激素影响，发生周期性变化而脱落。**基底层为靠近子宫肌层的1/3内膜，不受卵巢性激素影响，不发生周期性变化。圆韧带**作用是维持子宫前倾位置；**阔韧带**作用主要是维持子宫在盆腔正中的位置；**主韧带**起固定子宫颈位置、防止子宫脱垂的作用。**子宫骶骨韧带**将宫颈向后向上牵引，间接维持子宫前倾位置。

3. 输卵管 为肌性管道，管壁由内向外分为黏膜层、肌层、浆膜层；长度与形态由内向外分为间质部、峡部、壶腹部、伞部；受精常发生于输卵管壶腹部。

4. 卵巢 是一对性腺器官，是**产生卵子和分泌性激素**的器官；**外层为皮质**，由各级发育卵泡及黄体等组成；**内层为髓质，无卵泡**，由疏松结缔组织及丰富血管、神经、淋巴管及少量与卵巢悬韧带相连续的平滑肌纤维构成。

第三节　骨　盆

【知识清单】

1. 骨盆是由左右 2 块髋骨、1 块骶骨和 1 块尾骨共同组成的。

2. 骨盆的关节包括**耻骨联合、骶髂关节和骶尾关节**。骶尾关节有一定活动度，分娩时下降的胎头可使尾骨向后移位，可加大出口前后径；若骨折或病变可使骶尾关节硬化，尾骨前翘，导致骨盆出口狭窄，影响分娩。

3. 骨盆的韧带主要有**骶结节韧带和骶棘韧带**。骶棘韧带的宽度即坐骨切迹宽度，是判断中骨盆是否狭窄的重要标志。

4. 骨盆以耻骨联合上缘、髂耻缘及骶岬上缘的连线为界，将骨盆分为上、下两部分。上部为大骨盆，称为假骨盆；下部为小骨盆，称为真骨盆，是胎儿娩出的通道，又称为骨产道。

5. 坐骨后缘中点的突起称为坐骨棘，位于中骨盆的中央，是分娩过程中衡量胎先露下降程度的重要标志，直肠指检和阴道内诊可触及。

6. 耻骨联合下缘与两侧耻骨降支的前部形成耻骨弓，正常角度约为 90°，小于 80° 视为异常。

7. 骨盆入口平面呈**横椭圆形**，入口前后径正常值平均约为 11cm。

8. 中骨盆平面呈**纵椭圆形，为骨盆最小平面**。其横径又称为**坐骨棘间径，正常值平均约为 10cm**，为评估胎头下降的重要径线。

9. 骨盆出口由 2 个在不同平面的三角形组成，三角形的共同底边为出口横径，又称为**坐骨结节间径，正常值约为 9cm**，若出口横径稍短而出口横径与出口后矢状径之和大于 15cm 时，正常大小的胎头可通过后三角区经阴道娩出。

10. **骨盆轴为连接骨盆各个平面中心的假想曲线**。当分娩时，胎儿沿此轴娩出，故又称为**产轴**。

11. 当女性直立时，骨盆入口平面与水平面所形成的角度为骨盆倾斜度。正常值为 60° 左右，若倾斜度过大，则不利于胎头的衔接与下降。

12. 骨盆类型分为 4 种：女型、扁平型、类人猿型、男型。

第四节　骨　盆　底

【知识清单】

骨盆底由外向内可分为 3 层：**外层为盆底的浅层**，由浅层筋膜与肌肉组成。解剖层次为在外生殖器、会阴皮肤和皮下组织下面有一层会阴浅筋膜,其深面为**肛门外括约肌**及左右成对的**球海绵体肌**、**坐骨海绵体肌**和**会阴浅横肌**。在分娩过程中行会阴切开术缝合时应注意对合。**中层为泌尿生殖膈**,此层损伤易导致尿失禁及尿道膨出;**内层为盆膈**,是骨盆最坚韧的一层,此层若损伤可引起膀胱、阴道壁和/或直肠脱垂膨出。会阴是阴道口至肛门间的软组织,分娩时会阴体伸展变薄,助产时应保护此区域以避免发生会阴裂伤。

第五节　内生殖器的邻近器官

【知识清单】

女性内生殖器的邻近器官包括**尿道**、**膀胱**、**输尿管**、**直肠**和**阑尾**。生殖器与盆腔其他器官不仅在位置上互相邻接,血管、淋巴及神经系统也相互有密切联系。当某一器官有病变时都易累及邻近器官。

第六节　血管、淋巴及神经

【知识清单】

女性生殖系统的血液供应主要来自**卵巢动脉**、**子宫动脉**、**阴道动脉**和**阴部内动脉**。其淋巴系统是内外生殖器发生感染和恶性肿瘤扩散的重要途径,主要分为外生殖器淋巴与盆腔淋巴两组。外生殖器的神经支配主要由阴部神经支配的;内生殖器的神经支配主要由交感神经与副交感神经支配的。

【护考训练】

1. 关于女性外生殖器的描述,正确的是
   A. 阴阜青春期开始生长阴毛
   B. 小阴唇损伤后易形成血肿
   C. 大阴唇富含神经末梢,较为敏感
   D. 阴道口位于阴道前庭的前部,尿道外口的上方
   E. 前庭大腺位于小阴唇后部,球海绵体肌的下方
2. 外生殖器极为敏感的部位是
   A. 大阴唇　　　　　　　　　　B. 小阴唇
   C. 阴蒂　　　　　　　　　　　D. 阴道前庭
   E. 会阴
3. 阴道前庭是
   A. 位于阴阜的后方　　　　　　B. 位于阴蒂的后方
   C. 位于阴唇系带的前方　　　　D. 两侧大阴唇之间的菱形区

E. 两侧小阴唇之间的菱形区

4. 性兴奋时润滑阴道口的分泌物主要来自
   A. 前庭大腺   B. 尿道旁腺
   C. 阴道黏膜腺体   D. 宫颈分泌物
   E. 子宫内膜分泌物

5. 关于阴道的描述,正确的是
   A. 阴道上窄下宽
   B. 阴道开口于阴道前庭的后部
   C. 阴道前穹隆较深,其顶端为直肠子宫陷凹
   D. 阴道壁富有腺体,具有较大的伸展性
   E. 阴道黏膜为单层鳞状上皮覆盖

6. 与阴道后穹隆顶端相接的部分为
   A. 宫颈口   B. 附件
   C. 膀胱   D. 直肠
   E. 直肠子宫陷凹

7. 子宫的功能**不包括**
   A. 产生月经   B. 孕育胚胎、胎儿
   C. 使精子获能   D. 形成主要产力使胎儿娩出
   E. 分泌激素

8. 性成熟期未妊娠妇女的子宫大小是
   A. 长 5~6cm、宽 4~5cm、厚 2~3cm
   B. 长 6~7cm、宽 4~5cm、厚 2~3cm
   C. 长 7~8cm、宽 3~4cm、厚 2~3cm
   D. 长 7~8cm、宽 4~5cm、厚 2~3cm
   E. 长 7~8cm、宽 4~5cm、厚 3~4cm

9. 关于子宫峡部的描述,正确的是
   A. 峡部的上端为子宫颈内口   B. 峡部的下端为解剖学内口
   C. 是子宫体的一部分   D. 子宫体与子宫颈之间最狭窄部分
   E. 非孕时长约 2cm

10. 关于子宫的解剖,正确的是
   A. 子宫位于骨盆中央坐骨棘水平线以下
   B. 成年妇女子宫长 9~10cm
   C. 容积约为 10ml
   D. 非孕期子宫峡部为 1cm
   E. 子宫底与子宫颈相连处为峡部

11. 关于子宫颈的解剖结构,正确的是
   A. 成年妇女宫颈长约 1cm
   B. 子宫颈内腔呈圆柱形,称为子宫颈管

C. 其下端称为子宫颈外口,通向阴道

D. 未产妇宫颈外口呈横裂形

E. 经产妇为圆形

12. 宫颈癌好发部位是

A. 宫颈黏膜的复层高柱状上皮

B. 宫颈阴道部的单层鳞状上皮

C. 宫颈内口柱状上皮与鳞状上皮交界处

D. 宫颈外口扁平上皮与鳞状上皮交界处

E. 宫颈外口柱状上皮与鳞状上皮交界处

13. 关于子宫内膜的描述,正确的是

A. 子宫内膜基底层有周期性变化

B. 月经期子宫内膜全层脱落

C. 子宫内膜表面 1/2 为功能层,靠近子宫肌层的 1/2 为基底层

D. 子宫内膜表面 1/3 为功能层,靠近子宫肌层的 2/3 为基底层

E. 子宫内膜表面 2/3 为功能层,靠近子宫肌层的 1/3 为基底层

14. 保持子宫在盆腔正中位置的主要韧带是

A. 主韧带   B. 圆韧带

C. 阔韧带   D. 骶结节韧带

E. 宫骶韧带

15. 使子宫间接保持前倾位的韧带是

A. 圆韧带   B. 阔韧带

C. 主韧带   D. 子宫骶骨韧带

E. 骨盆漏斗韧带

16. 固定子宫颈位置,防止子宫下垂的最重要子宫韧带是

A. 阔韧带   B. 主韧带

C. 圆韧带   D. 宫骶韧带

E. 骶结节韧带

17. 输卵管由内向外依次可分为

A. 间质部、壶腹部、伞部、峡部   B. 峡部、间质部、壶腹部、伞部

C. 伞部、壶腹部、峡部、间质部   D. 峡部、伞部、间质部、壶腹部

E. 间质部、峡部、壶腹部、伞部

18. 关于卵巢的描述,正确的是

A. 卵巢附着于阔韧带的前叶

B. 成年妇女卵巢体积约为 5cm×3cm×2cm

C. 髓质内含有数以万计的原始卵泡

D. 皮质为卵巢的中心部分,内含丰富的血管、淋巴管、神经

E. 产生卵子和分泌性激素

19. 卵巢位于

A. 子宫一侧, 输卵管下方, 附着于阔韧带后叶

B. 子宫两侧, 输卵管下方, 附着于阔韧带前叶

C. 子宫两侧, 输卵管后方, 附着于阔韧带后叶

D. 子宫两侧, 输卵管下方, 附着于阔韧带后叶

E. 子宫两侧, 输卵管后方, 附着于阔韧带前叶

20. 成年骨盆的骨骼组成是

A. 骶骨、尾骨、左右两块髋骨　　　B. 骶骨、尾骨、左右两块髂骨

C. 骶骨、尾骨、左右两块坐骨　　　D. 骶骨、尾骨、左右两块耻骨

E. 骶骨、耻骨、左右两块髂骨

21. 骨盆的分界是

A. 耻骨联合上缘、髂嵴与骶岬上缘的连线

B. 耻骨联合下缘、两侧髂耻线及骶岬下缘的连线

C. 耻骨联合上缘、髂嵴与骶岬下缘的连线

D. 耻骨联合上缘、两侧髂耻线及骶岬上缘的连线

E. 耻骨联合上缘、两侧髂耻线及骶岬中部的连线

22. 关于骨盆平面的描述, 正确的是

A. 入口平面前后径大于横径

B. 入口平面为骨盆最小平面, 呈横椭圆形

C. 中骨盆平面呈横椭圆形

D. 中骨盆平面为骨盆最小平面

E. 出口平面由同一平面的 2 个三角形组成

23. 与骨盆最小平面相关的骨性标志是

A. 耻骨弓　　　　　　　　　　　B. 髂前上棘

C. 坐骨结节　　　　　　　　　　D. 坐骨棘

E. 骶岬

24. 中骨盆平面的重要径线是

A. 真结合径　　　　　　　　　　B. 坐骨棘间径

C. 坐骨结节间径　　　　　　　　D. 中骨盆平面前后径

E. 前矢状径

25. 骨盆的类型有 4 种, 正确的是

A. 女型、扁平型、类人猿型、畸型　　　B. 男型、女型、类人猿型、畸型

C. 女型、扁平型、男型、漏斗型　　　　D. 女型、男型、类人猿型、扁平型

E. 女型、扁平型、畸型、类人猿型

26. 骨盆底强有力的肌肉是

A. 坐骨海绵体肌　　　　　　　　B. 会阴浅横肌

C. 会阴深横肌　　　　　　　　　D. 球海绵体肌

E. 肛提肌

27. 关于会阴的描述, **错误的**是

A. 指阴道口与肛门之间的软组织

B. 会阴体由外向内逐渐变窄呈楔形

C. 厚5~6cm

D. 由表及里为皮肤、皮下脂肪、筋膜,部分肛提肌和会阴中心腱

E. 妊娠期会阴组织变软,有利于分娩

28. 内生殖器的邻近器官,**不包括**

  A. 尿道   B. 膀胱

  C. 输尿管   D. 结肠

  E. 阑尾

29. 关于内生殖器邻近器官的描述,**错误的是**

A. 女性尿道容易发生泌尿系统感染

B. 妇科检查及手术前应排空膀胱

C. 妇产科手术应高度警惕避免损伤输尿管

D. 肛门距阴道外口很远,阴道分娩时不易损伤肛管

E. 妇女患阑尾炎时可能累及到输卵管和卵巢

30. 王女士,32岁,因车祸不慎撞伤外阴部,半小时后自觉外阴部胀痛难忍,不敢行走,最可能的诊断是

  A. 阴阜血肿   B. 小阴唇血肿

  C. 阴蒂血肿   D. 大阴唇血肿

  E. 前庭大腺囊肿

31. 王女士,30岁,2年前经阴道分娩一名女婴。其宫颈外口形状最可能是

  A. 圆形   B. 横椭圆形

  C. 纵椭圆形   D. 竖裂状

  E. 横裂状

32. 某孕妇,其骨盆外测量结果示骨盆各径线均在正常范围内。骨盆入口平面前后径为

  A. 11cm   B. 12cm

  C. 13cm   D. 14cm

  E. 15cm

33. 余女士,32岁,G_2P_0,分娩时由于会阴体条件不佳,需要行会阴侧切术协助分娩,此时会伤及的盆底肌肉有

A. 坐骨海绵体肌、会阴深横肌、坐骨尾骨肌

B. 会阴深横肌、球海绵体肌、耻骨尾骨肌

C. 会阴深横肌、尿生殖膈下筋膜、髂骨尾骨肌

D. 坐骨海绵体肌、会阴深横肌、耻骨尾骨肌

E. 坐骨海绵体肌、会阴浅横肌、坐骨尾骨肌

34. 许女士,26岁,G_1P_0,左枕前位,助产士在该产妇临产后通过阴道检查了解胎头下降程度的骨性标志是

A. 骶岬   B. 耻骨联合后面

C. 坐骨棘   D. 坐骨结节

E. 坐骨切迹

35. 陈女士,30岁,孕24周,在行产前检查时想了解女性骨产道,下述正确的是

     A. 骨盆入口前后径大于横径

     B. 骨盆入口平面为骶岬上缘、髂耻线与耻骨联合上缘

     C. 骨盆由髂骨、耻骨和尾骨组成

     D. 骨盆出口平面前方为耻骨联合下缘,两侧坐骨棘,后方为骶尾关节

     E. 中骨盆呈横椭圆形

36. 王女士,31岁,体检B超检查提示子宫前倾前屈位,保持其子宫前倾的主要韧带是

     A. 圆韧带   B. 阔韧带

     C. 卵巢固有韧带   D. 骶棘韧带

     E. 主韧带

37. 谢女士,28岁,因"外阴部触及包块10日,增大伴疼痛1日"需要行前庭大腺囊肿切开引流术,告知患者前庭大腺的功能为

     A. 分泌性激素   B. 免疫器官

     C. 形成白带   D. 保护阴唇

     E. 分泌黏液润滑阴道

(38~40题共用题干)

廖女士,38岁,临床诊断为"异位妊娠"。

38. 卵巢排出卵子后,正常的受精部位是在输卵管的

     A. 间质部   B. 峡部

     C. 壶腹部   D. 伞部

     E. 壶腹部与峡部连接处

39. 正常妊娠发生的部位应在

     A. 子宫底   B. 子宫角

     C. 子宫颈   D. 子宫体

     E. 输卵管

40. 异位妊娠最常发生的部位为

     A. 腹腔   B. 子宫角

     C. 子宫颈   D. 卵巢

     E. 输卵管

(41~44题共用备选答案)

     A. 会阴深横肌   B. 会阴浅横肌

     C. 坐骨海绵体肌   D. 球海绵体肌

     E. 肛提肌

41. 从两侧坐骨结节内侧面中线向中心腱会合的肌肉为

42. 起于坐骨结节内侧,沿坐骨升支及耻骨降支前行,向上止于阴蒂海绵体的肌肉为

43. 覆盖前庭球及前庭大腺,向后与肛门外括约肌互相交叉而混合的肌肉为

44. 位于骨盆底的成对扁阔肌,构成骨盆底的大部分的肌肉为

（刘　慧）

第二章 | 女性生殖系统生理

第一节　女性一生各时期的生理特点

【知识清单】

女性从出生至衰老是一个渐进的生理过程，也是下丘脑 - 垂体 - 卵巢轴功能发育、成熟和衰退的过程。根据女性一生的生理特点，可按年龄将女性一生分为 7 个阶段，即**胎儿期、新生儿期、儿童期、青春期、性成熟期、绝经过渡期、绝经后期**，但每一个阶段无明显界限。性染色体决定胎儿性别。月经初潮是青春期的重要标志。性成熟期是卵巢功能最旺盛的时期。绝经提示卵巢功能衰竭。

第二节　卵巢的功能及周期性变化

【知识清单】

卵巢具有生殖和内分泌双重功能。卵巢合成及分泌的性激素主要有雌激素、孕激素和少量雄激素。原始卵泡是女性的基本生殖单位。青春期至绝经前卵巢形态和功能呈现周期性变化。**卵巢周期性变化**：卵泡的发育及成熟→排卵→黄体形成及退化。排卵多发生在**下次月经来潮前 14 日左右**。雌激素和孕激素的生理作用既有协同又有拮抗。雌激素、孕激素的生理作用见表 2-1。

表 2-1　雌激素、孕激素的生理作用

生理作用	雌激素	孕激素
子宫平滑肌	肥大增生，收缩	松弛
子宫内膜	增殖期	分泌期
宫颈	宫颈口松弛，宫颈黏液分泌增加，性状变稀	宫颈口闭合，宫颈黏液分泌减少，性状变稠
输卵管	加强收缩	抑制收缩
卵巢	促进卵泡发育	
阴道上皮	增生角化变厚	细胞脱落

続表

生理作用	雌激素	孕激素
乳腺	腺管增生	腺泡发育
下丘脑	正反馈、负反馈	负反馈
水钠潴留	促进	减少
代谢影响	促进骨代谢、脂代谢	升高基础体温

第三节　子宫内膜及生殖器官其他部位的周期性变化

【知识清单】

随着卵巢激素的周期性变化，生殖器官也发生相应的周期性变化，其中**以子宫内膜变化最为显著**。以 1 个正常月经周期 28 日为例，子宫内膜功能层的周期性变化分为**增殖期**（月经周期第 5~14 日）、**分泌期**（月经周期第 15~28 日）、**月经期**（月经周期第 1~4 日）3 个阶段。阴道黏膜、宫颈黏液、输卵管黏膜和乳腺在卵巢周期作用下亦发生周期性变化。

第四节　月经及月经期的临床表现

【知识清单】

月经是伴随卵巢周期的子宫内膜剥脱及出血。**规律性月经的出现是生殖功能成熟的标志**。正常的月经周期一般为（28±7）日。正常经期长度不超过 7 日。正常经量一般为 20~60ml。月经期一般无特殊症状，但经期由于盆腔充血及前列腺素的作用，部分妇女会出现下腹与腰骶部下坠不适或子宫收缩痛，并可能伴有腹泻等胃肠功能紊乱症状。少数妇女可有头痛、失眠、精神忧郁、易于激动等轻度神经系统症状，一般不影响生活和工作。

第五节　月经周期的调节

【知识清单】

月经周期的调节是一个非常复杂的过程，主要受**下丘脑 - 垂体 - 卵巢轴**的影响。子宫内膜变化受卵巢激素的影响，卵巢功能受垂体的控制，垂体的活动又受下丘脑的调节，而下丘脑接受**大脑皮层**的支配。任何内、外因素的刺激均可影响下丘脑 - 垂体 - 卵巢轴的调节而引起月经的变化。其中卵巢分泌的激素又通过**正反馈和负反馈**，影响下丘脑与垂体的功能。

【护考训练】

（一）选择题

1. 女性青春期的重要标志是
   - A. 腋毛、阴毛开始生长
   - B. 声音变得高亢尖锐
   - C. 骨盆变大
   - D. 乳房发育
   - E. 月经初潮

2. 青春期发动的标志为
   - A. 子宫增大
   - B. 月经来潮
   - C. 乳房萌发
   - D. 体格发育
   - E. 周期性排卵

3. 属于雌激素的生理作用是
   - A. 降低妊娠期子宫对缩宫素的敏感性
   - B. 使子宫颈黏液减少、变稠
   - C. 使阴道上皮细胞脱落加快
   - D. 使子宫内膜呈增生期变化
   - E. 通过中枢神经系统有升温作用

4. 宫颈黏液羊齿状结晶最典型出现在正常月经周期中的
   - A. 增生早期
   - B. 增生中期
   - C. 排卵期
   - D. 分泌早期
   - E. 分泌中期

5. 关于女性各阶段的生理特点，**错误的**是
   - A. 新生儿一直受到胎盘性激素的影响
   - B. 儿童期生殖器官处于幼稚阶段
   - C. 青春期最重要的标志是月经来潮
   - D. 绝经过渡期卵巢功能逐渐减退
   - E. 绝经后期生殖器官萎缩

6. 关于月经的描述，**错误的**是
   - A. 正常月经量约 80ml
   - B. 初潮的早迟受多因素的影响
   - C. 月经血不凝固
   - D. 第一次月经来潮称为初潮
   - E. 经期一般不超过 7 日

7. 妇女生育期约持续
   - A. 20 年
   - B. 25 年
   - C. 30 年
   - D. 35 年
   - E. 40 年

8. 王某，女，24 岁，平时月经周期为 34 日。其排卵时间可能在月经周期
   - A. 第 10~11 日
   - B. 第 12~13 日
   - C. 第 14~15 日
   - D. 第 16~17 日
   - E. 第 20~21 日

9. 王某，女，29 岁，欲确切了解自己子宫内膜的周期性变化。妇产科医护人员可建议她选择
   - A. 血清雌二醇测定
   - B. 血清雌、孕激素测定

C. 宫颈黏液检查   D. 基础体温测定

E. 子宫内膜组织病理学检查

10. 王某，女，29 岁，来院就诊，问诊后发现子宫内膜正处于增生期，影响其子宫内膜变化的主要激素是

A. 孕激素   B. 雌激素

C. 雄激素   D. 卵泡刺激素

E. 黄体生成素

（11~13 题共用题干）

王某，女，27 岁，欲了解女性月经保健相关知识，来院咨询。其月经来潮 13 年，月经周期 35 日，经期 4~7 日，本次月经来潮时间为 5 月 1 日，就诊时间为 5 月 11 日。

11. 此次月经后，她的排卵时间可能发生在 5 月

A. 14 日   B. 18 日

C. 21 日   D. 26 日

E. 30 日

12. 检测她孕激素水平最高的时期是

A. 月经的第 21~22 日   B. 月经的第 24~26 日

C. 月经的第 28~29 日   D. 月经的第 30~31 日

E. 月经的第 32~33 日

13. 目前在其体内性激素的变化应该是

A. 孕激素水平升高   B. 孕激素水平降低

C. 雌激素水平升高   D. 孕激素、雌激素水平均升高

E. 孕激素、雌激素水平均降低

（14~16 题共用备选答案）

A. 促进卵泡发育   B. 使子宫内膜转化为分泌期

C. 促进阴毛与腋毛生长   D. 促进卵泡闭锁

E. 促进黄体形成

14. 属于雌激素作用的为

15. 属于孕激素作用的为

16. 属于雄激素作用的为

（17~20 题有多项答案）

17. 下列选项错误的有

A. 绝经后妇女卵巢功能衰退，体内无雌激素

B. 卵巢只分泌雌激素和孕激素

C. 甾体激素不属于类固醇

D. 甾体激素主要在肝内代谢

E. 女性雄激素主要来自卵巢

18. 下列可提示已排卵的有

A. 卵巢内黄体形成   B. 子宫内膜呈分泌期变化

C. 基础体温双相　　　　　　　　　　D. 宫颈黏液涂片可见椭圆体

E. 阴道上皮细胞增生、角化

19. 下列关于卵巢黄体的形成和萎缩的说法，正确的是

A. 排卵后 7~8 日，黄体发育达高峰

B. 若卵子未受精，黄体的功能限于排卵后 14 日

C. 黄体萎缩后月经来潮

D. 排卵后若卵子未受精，黄体逐渐退化形成白体

E. 妊娠黄体可维持 3 个月

20. 孕激素和雌激素的协同作用有

A. 促进女性生殖系统的发育　　　　B. 促进乳房发育

C. 子宫内膜增生及修复　　　　　　D. 子宫收缩

E. 代谢作用

（二）名词解释

1. 月经初潮

2. 绝经过渡期

3. 第二性征

（三）案例分析

张女士，27 岁，刚结婚 3 个月，13 岁月经初潮，平时月经周期规律，每隔 28~30 日月经来潮 1 次。张女士现渴望尽快受孕，但对妊娠相关知识缺乏认识，来院咨询。

请问：

作为一名助产士，如何对张女士进行知识宣教？

（陈顺萍）

第三章 | 妊娠生理

第一节 受精及受精卵的发育、输送与着床

【知识清单】

妊娠是胚胎和胎儿在母体内发育成长的过程。卵子受精标志着妊娠的开始,胎儿及其附属物自母体排出是妊娠的终止。获能的精子进入卵子形成受精卵的过程称为**受精**。晚期囊胚植入子宫内膜的过程称为着床,**着床在受精后第 6~7 日开始,第 11~12 日结束**。胚胎着床后子宫内膜转化为蜕膜,按蜕膜与胚囊的关系,分为 3 部分:**底蜕膜、包蜕膜、真蜕膜**。

第二节 胚胎及胎儿发育特征及胎儿生理特点

【知识清单】

1. 受精后 8 周内的人胚称为**胚胎**,是器官分化、形成的时期。自受精第 9 周起称为胎儿,是各器官进一步发育、逐渐成熟的时期。

2. 8 周末胚胎初具人形,心脏已形成,超声显像可见原始心脏搏动。12 周末胎儿外生殖器可初步辨别性别。16 周末从胎儿外生殖器可确认胎儿性别,出现呼吸运动,部分孕妇可自觉胎动。20 周末胎儿开始出现吞咽、排尿功能,**用听诊器检查孕妇下腹部时能听到胎心音**。24 周末胎儿各脏器均已发育。28 周末出生胎儿易患新生儿肺透明膜病。

第三节 胎儿附属物的形成及其功能

【知识清单】

胎儿附属物包括胎盘、胎膜、脐带和羊水。

1. 胎盘由羊膜、叶状绒毛膜和底蜕膜构成。胎盘分母体面和胎儿面,**母体面呈暗红色、粗糙,约有 20 个母体叶**。胎儿面有羊膜覆盖,呈灰白色,光滑半透明。胎盘具有**物质**

交换、防御、合成及免疫等功能，其中免疫球蛋白 G（immunoglobulin G，IgG）可通过胎盘使胎儿获得抗体，**人绒毛膜促性腺激素**（human chorionic gonadotropin，hCG）是**诊断早孕**的敏感方法之一。

2. **胎膜**的重要作用是维持羊膜腔的完整性，**对胎儿起到保护作用**。

3. **脐带**是连接胎儿与胎盘的条索状组织，内有 1 **条脐静脉**，2 **条脐动脉**，脐带受压使血流受阻时，可致胎儿缺氧，甚至危及胎儿生命。

4. **羊水**是充满羊膜腔内的液体，中晚期羊水的主要来源是胎儿的尿液。**妊娠 38 周羊水量约 1 000ml，妊娠 40 周羊水量约 800ml**。**羊水酸碱值**（pondus hydrogenii，pH）**约 7.2**，妊娠足月羊水略浑浊、不透明，含有片状悬浮物，如胎脂、胎儿脱落上皮细胞、毳毛、大量激素和酶。羊水对母儿均有保护作用。

第四节 妊娠期母体的变化

【知识清单】

（一）生理变化

1. 妊娠期**子宫体逐渐增大变软**，12 **周后超出盆腔**，妊娠晚期**子宫轻度右旋**。妊娠 12 周后，子宫峡部逐渐伸展、拉长、变薄，扩展成宫腔一部分，临产后伸展至 7~10cm，成为产道一部分，此时称为**子宫下段**，**是剖宫产术的常用切口部位**。子宫颈肥大，呈紫蓝色，质地变软，宫颈管内黏液增多，形成黏液栓，具有防止细菌进入宫腔的作用。阴道壁黏膜**呈紫蓝色、皱褶增多，伸展性增加**，阴道分泌物增多，阴道 pH 降低，**有利于防止感染**。外阴色素沉着，伸展度增加。乳房逐渐增大，乳头、乳晕颜色加深，乳晕周围的皮脂腺肥大出现散在的隆起，称为**蒙氏结节**。

2. 在妊娠后期，尤其近分娩期，挤压乳房时可有数滴稀薄黄色液体溢出，称为**初乳**。多数孕妇心尖区可闻及 I~II 级柔和吹风样收缩期杂音，产后逐渐消失。

3. **血容量于妊娠 32~34 周达高峰**。孕妇易发生下肢及外阴静脉曲张或痔。妊娠晚期，若孕妇长时间仰卧位，增大子宫压迫下腔静脉，**回心血量减少，心排血量减少使血压下降**，称为**仰卧位低血压综合征，建议孕妇左侧卧位休息**。由于血液相对稀释，孕妇可出现**生理性贫血**。妊娠期**血液处于高凝状态**，应防止产后出血。

4. 孕妇有过度通气现象，以**胸式呼吸为主**，但呼吸较深大，易发生上呼吸道感染。孕妇饭后可出现糖尿，**孕妇易患肾盂肾炎，并以右侧多见**。孕妇胃部有烧灼感，易诱发胆囊炎及胆石症。

5. 孕妇腹壁皮肤呈现紫红色或淡红色不规则平行略凹陷的条纹，称为妊娠纹，产后变为银白色。孕妇**基础代谢率增高**，体重在 13 周后平均**每周增加 350g**，如果超过 500g 要注意有无隐性水肿，**妊娠期体重平均增加 12.5kg**。孕期注意补充钙、磷、铁等矿物质，以保证胎儿生长发育的需要。

（二）心理变化

根据美国妇产科护理学专家鲁宾（Rubin，1984）认为，妊娠期孕妇为接受新生命的诞生,维持其自身及家庭的功能完整性,必须完成4项孕期母性心理发展任务:①确保母儿顺利度过妊娠期、分娩期;②促使家庭重要成员接受新生儿;③学会对孩子的奉献;④情绪上与胎儿连成一体。

【护考训练】

1. 正常妊娠38周时,羊水量约为
   A. 350ml
   B. 500ml
   C. 1 000ml
   D. 2 000ml
   E. 250ml

2. 关于妊娠期母体的变化,**错误的**是
   A. 妊娠32~34周血容量增加达高峰
   B. 妊娠晚期易发生外阴及下肢静脉曲张
   C. 子宫峡部在妊娠后期形成子宫下段
   D. 妊娠晚期孕妇血液处于低凝状态
   E. 妊娠后卵巢不排卵

3. 下述**不属于**胎儿附属物的是
   A. 胎盘
   B. 子宫
   C. 羊水
   D. 脐带
   E. 胎膜

4. 妊娠期血容量增加达高峰是在
   A. 24~26周
   B. 27~28周
   C. 29~30周
   D. 32~34周
   E. 36~38周

5. 孕早期与胎儿致畸**无关的**因素是
   A. 吸烟及饮酒
   B. 喷洒农药
   C. 补充乳酸钙
   D. 口服甲硝唑
   E. 患病毒感染性疾病

6. 关于胎盘功能,**错误的**是
   A. 供给营养物质及排泄作用
   B. 能替代胎儿呼吸功能
   C. 能防御细菌、病毒及药物通过
   D. IgG可通过胎盘使胎儿获得抗体
   E. 能合成激素和酶

7. 正常妊娠期,循环系统的变化中**不包括**
   A. 心排血量增加
   B. 心率加快
   C. 大血管扭曲
   D. 心尖部可闻及舒张期杂音
   E. 膈肌上抬,心脏移位

8. 正常受精卵的植入部位是
   A. 输卵管
   B. 子宫下部
   C. 子宫角部
   D. 子宫体部

E. 峡部

9. 临床判断胎儿月份可依据

    A. 皮下脂肪   B. 身长

    C. 皮肤颜色   D. 哭声

    E. 吸吮反射

10. 下述有关妊娠各周胎儿发育特征的描述,**错误的**是

    A. 孕 8 周末 B 超检查有胎心搏动

    B. 孕 16 周末超声检查可辨胎儿性别

    C. 孕 20 周末可用木质胎心听筒听到胎心

    D. 孕 36 周末生活能力差,娩出后不能存活

    E. 孕 40 周发育成熟,具备成熟儿的各种特点

11. 正常妊娠满 28 周的胎儿体重大致为

    A. 500g   B. 1 000g

    C. 1 500g   D. 2 000g

    E. 2 500g

12. 受精卵开始着床是在受精后

    A. 第 1 日   B. 第 2~3 日

    C. 第 4~5 日   D. 第 6~7 日

    E. 第 9~10 日

13. 由胎盘产生的激素是

    A. 黄体生成素   B. 绒毛膜促性腺激素

    C. 卵泡刺激素   D. 甲状腺素

    E. 肾上腺皮质激素

14. 真蜕膜是指

    A. 覆盖在受精卵上的蜕膜   B. 受精卵着床处的蜕膜

    C. 子宫颈处内膜   D. 子宫体部的内膜

    E. 除包蜕膜及底脱膜以外的子宫腔表面内膜

15. 胎盘是由

    A. 平滑绒毛膜、包蜕膜、羊膜组成

    B. 平滑绒毛膜、底蜕膜、包蜕膜组成

    C. 叶状绒毛膜、底蜕膜、羊膜组成

    D. 叶状绒毛膜、底蜕膜、包蜕膜组成

    E. 平滑绒毛膜、叶状绒毛膜、包蜕膜组成

16. 关于妊娠后子宫峡部变化,**错误的**是

    A. 非孕期峡部仅长 1cm   B. 妊娠 12 周后逐渐拉伸变长

    C. 妊娠后期形成子宫下段   D. 临产时可达 15~20cm

    E. 分娩时成为软产道的一部分

17. 关于妊娠后卵巢、输卵管及外阴变化,**错误的**是

A. 输卵管明显充血 B. 输卵管系膜血管增多

C. 卵巢略增大 D. 外阴色素沉着,组织变软

E. 妊娠后卵巢仍有排卵

18. 关于妊娠期母体变化,**错误的**是

　　A. 孕晚期子宫体右旋 B. 宫颈呈紫蓝色

　　C. 阴道酸度增高 D. 血容量增加,红细胞增加多于血浆

　　E. 妊娠早期,增大的子宫压迫膀胱可引起尿频

19. 关于足月胎儿脐带的说法,**错误的**是

　　A. 长 30~100cm B. 有 2 条脐静脉和 1 条脐动脉

　　C. 表面由羊膜覆盖 D. 与母体进行营养和代谢物的交换

　　E. 周围有结缔组织保护

20. 一般临床上用听诊器能听到胎心音的时间是

　　A. 16 周末 B. 18 周末

　　C. 20 周末 D. 22 周末

　　E. 24 周末

21. 关于孕妇泌尿系统变化的描述,正确的是

　　A. 泌尿系统肌张力降低 B. 输尿管蠕动增加

　　C. 孕妇易发生左侧肾盂肾炎 D. 夜尿量少于日尿量

　　E. 肾小管对葡萄糖的再吸收能力相应增加

22. 关于孕妇血容量变化的描述,正确的是

　　A. 自妊娠 12 周血容量开始增加 B. 妊娠 32~34 周达高峰

　　C. 34 周后缓慢增加至足月 D. 红细胞增加多于血浆增加

　　E. 孕中期血液处于浓缩状态

23. 妊娠中晚期羊水的主要来源是

　　A. 胎儿体液经未角化皮肤的漏出

　　B. 母体血清经胎膜进入羊膜腔的透析液

　　C. 胎儿尿液

　　D. 胎儿体液经呼吸道黏膜的透析液

　　E. 母体血清经华通胶的透析液

24. 关于妊娠期母体心脏的变化,**错误的**是

　　A. 心排血量自妊娠 10 周逐渐增加

　　B. 心率每分钟增加 10~15 次

　　C. 心尖部可闻及柔和吹风样收缩期杂音

　　D. 妊娠早、中期血压偏低,妊娠晚期血压轻度升高

　　E. 心脏向左向下前移位

　　25. 张女士,忘记末次月经,保胎治疗效果不佳,娩出 1 名胎儿,其身长为 30cm,皮肤呈皱褶状。根据上述情况,此产妇的妊娠月份可能是

　　A. 3 个月 B. 4 个月

C. 5 个月   D. 6 个月

E. 7 个月

26. 肖女士，孕 36 周，爬坡、上楼时心悸、气促就诊，脉搏 82 次 /min，呼吸 18 次 /min，叩诊心界向左稍扩大，听诊心尖区及肺动脉瓣区均有Ⅱ级收缩期吹风样杂音，左肺基底部偶有啰音，下肢水肿（+）。可能的诊断是

    A. 风湿性心脏病，二尖瓣关闭不全   B. 风湿性心脏病，心力衰竭Ⅰ级

    C. 正常妊娠改变   D. 心肌炎

    E. 妊娠高血压心脏病

27. 李女士，28 岁产妇，顺产 1 名男婴，当检查胎盘和脐带时，正常的情况是

    A. 2 条脐静脉和 1 条脐动脉   B. 1 条脐静脉和 2 条脐动脉

    C. 1 条脐静脉和 1 条脐动脉   D. 2 条脐静脉和 2 条脐动脉

    E. 1 条脐静脉和 3 条脐动脉

28. 李女士，28 岁，现停经 11 周。李女士 1 个月前自测尿妊娠试验阳性，恶心、呕吐 3 周，近 1 周加重，B 超检查显示宫内早孕。与孕妇出现恶心、呕吐等早孕反应相关的激素是

    A. 雌二醇   B. 雌三醇

    C. 孕激素   D. 前列腺素

    E. 绒毛膜促性腺激素

（29~31 题共用题干）

王女士，30 岁，现孕 30 周，咨询孕期保健知识。

29. 护士嘱其**不宜**长时间采取的体位是

    A. 仰卧位   B. 端坐位

    C. 左侧卧位   D. 半坐卧位

    E. 抬高下肢

30. 如其长时间仰卧后，出现血压下降表现，主要的原因是

    A. 脉率增快   B. 脉压增大

    C. 脉压减少   D. 回心血量增加

    E. 回心血量减少

31. 上述情况的处理措施应该是

    A. 吸氧   B. 半卧位，两腿下垂

    C. 左侧卧位   D. 注射呼吸兴奋剂

    E. 50% 葡萄糖溶液 60ml，静脉注射

（32~33 题共用题干）

李女士，妊娠 24 周，2 日前逐渐出现右腰部疼痛，来院检查。尿常规示尿中白细胞计数增多，B 超检查显示右侧肾盂扩张。

32. 最有可能导致该孕妇腰痛的疾病是

    A. 先兆流产   B. 胎盘早剥

    C. 肾盂肾炎   D. 腰椎病

E. 阑尾炎

33. 孕妇易患上述疾病是因为

A. 泌尿系统肌张力降低,输尿管受子宫压迫

B. 孕期尿量减少

C. 孕妇尿中葡萄糖含量增高

D. 孕期夜尿量多于日尿量

E. 孕期血容量增加

（左欣鹭）

第四章 | 妊娠诊断与孕期管理

第一节 妊娠诊断

【知识清单】

1. **妊娠分为 3 个时期** **早期妊娠**(妊娠未达 14 周)、**中期妊娠**(妊娠第 14 周至第 27 周末)、**晚期妊娠**(妊娠第 28 周及其后)。

2. **早期妊娠的临床表现** **停经**、早孕反应、尿频、乳房增大且出现蒙氏结节,妇科检查可见宫颈着色、宫体增大、黑加征。结合妊娠试验和 B 超检查结果,可诊断早孕。其中**尿妊娠试验**在日常生活中**最常用且能快速出结果**,但不能排除异位妊娠、滋养细胞疾病等病理情况;**超声检查快速且准确**,是确定宫内妊娠的标准。

3. **中晚期妊娠的临床表现** 有早孕的经过、子宫增大、出现胎心及胎动、在孕妇腹壁能触到胎体。此阶段,可通过 B 超检查了解胎儿发育情况。

4. **描述胎儿位置的 3 个重要概念** 胎体纵轴与母体纵轴之间的关系,称为**胎产式**,**纵产式最常见**。最先进入母体骨盆入口的胎儿部分,称为**胎先露**,**枕先露最常见**。胎儿先露部指示点与母体骨盆的关系,称为**胎方位**,简称胎位,**枕左前位最常见**。

第二节 孕期管理

【知识清单】

1. **围产期的标准有 4 种** ①**围产期 I**:从妊娠达到及超过 28 周至产后 1 周;②**围产期 II**:从妊娠达到及超过 20 周至产后 4 周;③**围产期 III**:从妊娠达到及超过 28 周至产后 4 周;④**围产期 IV**:从胚胎形成至产后 1 周。目前,我国采用围产期 I 统计围产期死亡率,以此评估产科质量。

2. **产前检查从确诊早孕开始**,妊娠 6~13^{+6} 周、14~19^{+6} 周、20~24 周、25~28 周、29~32 周、33~36 周、37~41 周,其中 37 周之前每 4 周检查 1 次,37 周及以后每周检查 1 次,共行产前检查 9~11 次。

首次产前检查的主要目的是确定孕妇和胎儿的健康状况、估计和核对预产期、制订产前检查计划。应详细询问孕妇病史,包括现病史、月经史、孕产史、既往史、家族史等,并进行系统的全身检查、产科检查和必要的辅助检查。**推算预产期的方法是从末次月经第1日算起,月份加9或减3,日期加7。**实际分娩日期与推算的预产期可相差1~2周。

3. 复诊产前检查是为了解妊娠进展过程中母体有无并发症及胎儿的发育情况,及时发现异常,进行相应的高危管理。主要内容包括了解前次产前检查之后有无出现特殊情况,进行全身检查、产科检查和必要的辅助检查。其中**产科检查**最为重要,包括腹部检查、骨盆测量、阴道检查。

腹部检查有宫高、腹围测量和腹部四步触诊(胎头手感为圆、硬,有浮球感,胎臀手感为宽、软,形状不规则,平坦饱满者为胎背,高低不平甚至活动者为胎儿四肢)、胎心听诊。骨盆外测量主要包括**髂棘间径(23~26cm)**、**髂嵴间径(25~28cm)**、**骶耻外径(18~20cm)**、**坐骨结节间径(8.5~9.5cm)**、**出口后矢状径(8~9cm)**和**耻骨弓角度(90°)**。骨盆内测量主要包括**对角径(11cm)**、**坐骨棘间径(10cm)**、**坐骨切迹宽度(5.5~6cm)**。

4. 妊娠期间,孕妇各系统发生一系列的变化,可引起很多不适症状。消化系统症状主要有恶心呕吐、便秘和痔;泌尿生殖系统症状主要有尿频和阴道分泌物增多;血液循环系统症状主要有下肢及外阴静脉曲张、贫血、仰卧位低血压综合征;运动系统症状主要有下肢肌肉痉挛、腰背痛、下肢水肿。应注意区分生理性及病理性症状的差异,给予恰当的处理和指导。

5. 妊娠期健康指导应从日常生活、营养、体重管理、乳房保健、用药、促进胎儿健康等几个方面进行。产妇保健知识的掌握情况和护理能力将直接影响婴儿和产妇自身的健康和生命质量。

6. 妊娠晚期应从以下几方面帮助孕妇及家人做好分娩准备。①知识准备:向孕产妇及家人介绍分娩先兆、分娩过程以及应对分娩不适的技巧。②心理准备:让孕妇获得相关知识,解除疑虑,增强分娩信心。③物品准备:包括母亲和新生儿的物品准备。此外,还要做好分娩地点和家庭护理人员的准备。

第三节　胎儿健康状况评估

【知识清单】

妊娠不同阶段,应结合胎儿的生理特点,采取适宜的检查方法,了解胎儿宫内的发育情况。妊娠早期可行超声检查。妊娠中、晚期可通过手测宫底高度或尺测耻上子宫长度以及腹围、B超检查判断胎儿大小及是否与孕周相符,监测胎儿的发育情况。

1. **胎动计数**是孕妇能自行在家监测胎儿安危的**最简便、直观的方法**。妊娠28周后每周进行胎动计数1次;妊娠28~36周,每周2次;妊娠36周后,每日进行胎动计数。正常胎动次数为2小时胎动计数10次以上或12小时胎动计数在30次以上。若平均2小时胎动计数<10次或减少50%者,提示胎儿缺氧可能。

2. 电子胎心监护可以评估胎儿宫内状态,及时发现胎儿窘迫。正常**胎心率基线**为110~160次/min,会发生上下周期性波动,称为胎心率变异,变动范围正常为10~25次/min。周期性胎心率变化分为**加速**和**减速**。胎心率减速又可分为**早期减速**、**变异减速**和**晚期减**

速。早期减速为胎心率曲线下降与宫缩曲线上升同时开始，是宫缩时胎头受压所致，不受孕妇体位或吸氧而改变。变异减速为胎心率减速与宫缩无固定关系，下降迅速，恢复迅速，是宫缩时脐带受压兴奋迷走神经所致。**晚期减速**为胎心率减速在宫缩高峰后出现，**是胎盘功能不良、胎儿缺氧的表现。**

3. 胎儿成熟度测定在高危妊娠管理中非常重要，主要通过计算胎龄、测量宫高与腹围以及 B 超测量来评估。超声对胎儿成熟度的判定，主要依据胎头双顶径、胎盘成熟度等指标进行评估。

【护考训练】

1. 图 4-1 所示的胎方位是

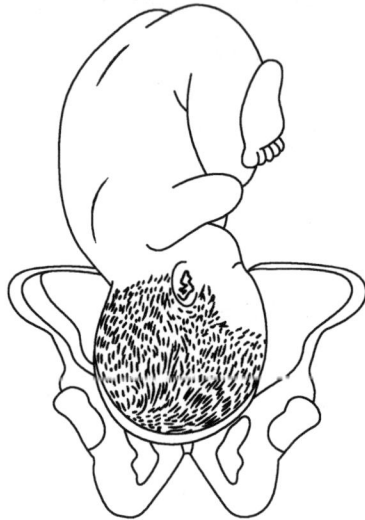

图 4-1 胎方位

  A. 枕左前位　　　　　　　　　　B. 枕右前位

  C. 枕左后位　　　　　　　　　　D. 枕右后位

  E. 骶左前位

2. 枕左前位表示胎儿的枕骨在母体骨盆的方位是

  A. 左前方　　　　　　　　　　　B. 右前方

  C. 中部　　　　　　　　　　　　D. 右后方

  E. 左后方

3. 早孕的临床表现**不包括**

  A. 尿频　　　　　　　　　　　　B. 腹部有妊娠纹

  C. 黑加征阳性　　　　　　　　　D. 嗜睡、乏力、食欲减退

  E. 乳房增大、乳晕着色加深

4. 胎头矢状缝与母体骨盆入口右斜径一致，小囟门位于母体骨盆左前方。其胎位是

  A. 枕左横位　　　　　　　　　　B. 枕右横位

  C. 枕左前位　　　　　　　　　　D. 枕右前位

E. 枕右后位

5. 关于黑加征的描述,以下正确的是
   A. 在早孕检查子宫时,感觉宫颈与宫体之间似不相连
   B. 宫颈变硬
   C. 阴道壁及宫颈缺血
   D. 阴道壁及宫颈呈黑色
   E. 阴道壁及宫颈呈紫蓝色

6. 下列能确诊早期妊娠的是
   A. 宫颈黏液量少且黏稠　　　　　　　　B. 血 β-hCG 增高
   C. 子宫增大　　　　　　　　　　　　　D. 停经
   E. B 超见原始心管搏动

7. 下列关于妊娠的叙述中,正确的是
   A. 妊娠的开始是排卵
   B. 妊娠终止于胎儿娩出
   C. 妊娠是一个非生理过程
   D. 妊娠是胚胎和胎儿在母体内发育、成长的过程
   E. 妊娠的全过程大约 400 日

8. 在孕妇腹壁上听诊时,与胎心率一致的音响为
   A. 脐带杂音　　　　　　　　　　　　　B. 子宫杂音
   C. 胎动杂音　　　　　　　　　　　　　D. 胎盘血流杂音
   E. 腹主动脉音

9. 正常胎心的频率为
   A. 60~80 次 /min　　　　　　　　　　　B. 80~100 次 /min
   C. 100~120 次 /min　　　　　　　　　　D. 110~160 次 /min
   E. 160~180 次 /min

10. 下列有关胎产式的描述中,**错误的**是
    A. 胎产式是胎儿身体纵轴与母体身体纵轴间的关系
    B. 分娩中横产式可转换为纵产式
    C. 两纵轴垂直者称为横产式
    D. 两纵轴交叉者称为斜产式
    E. 两纵轴平行者称为纵产式

11. 对角径是指
    A. 骨盆入口平面的前后径　　　　　　　B. 中骨盆平面的前后径
    C. 坐骨棘间径　　　　　　　　　　　　D. 耻骨联合下缘至骶岬上缘中点的距离
    E. 耻骨联合下缘至骶尾关节的距离

12. 李女士,妊娠 32 周,其胎动正常值应是每 2 小时
    A. <5 次　　　　　　　　　　　　　　　B. 5~9 次
    C. ≥10 次　　　　　　　　　　　　　　D. ≥50 次

E. ≥110 次

13. 胎头在临产后迟迟不入盆,骨盆测量径线最有价值的是
    A. 髂棘间径   B. 髂嵴间径
    C. 对角径   D. 坐骨棘间径
    E. 坐骨结节间径

14. 初孕妇,26 岁。平时月经规律,末次月经第 1 日是 2023 年 5 月 28 日,计算其预产期是
    A. 2024 年 5 月 10 日   B. 2024 年 3 月 5 日
    C. 2024 年 2 月 21 日   D. 2024 年 4 月 11 日
    E. 2024 年 4 月 21 日

15. 我国围产期是指
    A. 妊娠 38 周至出生后 2 周   B. 妊娠 37 周至出生后 2 周
    C. 妊娠 32 周至出生后 1 周   D. 妊娠 30 周至出生后 2 周
    E. 妊娠 28 周至出生后 1 周

16. 首次产前检查的时间应从
    A. 确诊早孕时开始   B. 计划怀孕开始
    C. 出现宫缩时开始   D. 末次月经首日开始
    E. 出现胎动时开始

17. 下列针对妊娠期妇女便秘的护理措施,**错误的**是
    A. 养成定时排便的习惯   B. 每日多饮水
    C. 适当运动   D. 自行服用泻药
    E. 多食高纤维素食物

18. 孕妇,28 岁,妊娠 30 周。为了胎儿的健康安全,产前检查时护士教会孕妇做胎动计数,并嘱咐应及时就诊的指标为 2 小时胎动计数少于
    A. 25 次   B. 20 次
    C. 15 次   D. 10 次
    E. 5 次

19. 孕妇,29 岁,尿 hCG 阳性。超声检查:宫内妊娠 6 周。护士对其孕期健康指导正确的是
    A. 妊娠初期 8 周内谨慎用药   B. 28 周后每日数胎动 1 次
    C. 妊娠 12~28 周避免性生活   D. 胎心率在 160~180 次 /min
    E. 妊娠 30 周后进行乳房护理

20. 孕妇,25 岁,孕 6 周。医生建议其口服叶酸。孕妇向门诊护士询问服用该药的目的时,正确的回答是
    A. 促进胎盘的形成   B. 预防缺铁性贫血
    C. 防止发生胎盘早剥   D. 预防神经管畸形
    E. 防止胎儿生长受限

21. 产前检查项目中能反映胎儿生长发育状况最重要的指标是

A. 孕妇体重   B. 胎方位

C. 宫高与腹围   D. 胎动

E. 胎心率

22. 孕妇, 24 岁。妊娠 20 周来医院进行产前检查, 目前孕妇进行产前检查的频率应当是

A. 每周 1 次   B. 每 2 周 1 次

C. 每 3 周 1 次   D. 每 4 周 1 次

E. 每 5 周 1 次

23. 正常孕妇妊娠晚期体重增加, 每周**不应超过**

A. 0.5kg   B. 0.75kg

C. 1.0kg   D. 1.25kg

E. 1.5kg

24. 孕妇, 29 岁, G_3P_0, 孕 32 周, 因感觉不适到医院就诊。妊娠期的常见症状**不包括**

A. 水肿   B. 便秘

C. 腰背痛   D. 关节痛

E. 下肢及外阴静脉曲张

25. 下述**不属于**产前常规检查的是

A. 全身检查   B. 直肠指检

C. 推算预产期   D. 了解上一次的检查结果

E. 询问病史

26. 下列关于孕期保健的叙述中, **错误的**是

A. 妊娠期衣服应宽松为宜   B. 妊娠中、晚期提倡淋浴

C. 散步是孕妇较好的运动方法   D. 妊娠期间应严格避免性生活

E. 认真做好产前检查

27. 孕妇, 妊娠 24 周, 准备做第 2 次产前检查, 担心检查内容太多。护士向她介绍情况后, 孕妇认识到本次产前检查, 她**不需要**做的项目是

A. 测量宫高、腹围   B. 测量体重

C. 测量血压   D. 询问上次检查后有无不适

E. 重新做实验室检查的所有项目

28. 下列有关四步触诊法的描述, **错误的**是

A. 可以了解子宫的大小、胎先露、胎方位

B. 第一步双手置于宫底部, 了解宫底高度, 并判断是胎头还是胎臀

C. 第二步双手分别置于腹部两侧, 辨别胎背及胎肢的方向

D. 第三步双手置于耻骨联合上方, 判断先露部为头还是臀

E. 第四步双手向骨盆入口方向深按, 进一步检查先露部并确定其入盆程度

29. 妊娠期由于下腔静脉压增高引起的表现**不包括**

A. 痔疮   B. 外阴静脉曲张

C. 右侧肾盂肾炎   D. 盆腔静脉曲张

E. 下肢静脉曲张

30. 孕早期用药对胎儿的影响**不包括**

A. 药物的性质及毒性强弱　　　　B. 用药的剂量、途径

C. 用药的方法　　　　　　　　　D. 用药时的胎龄

E. 药物的价格

31. 下列胎心电子监测结果提示胎儿缺氧的是

A. 胎心出现无应激试验反应型　　B. 胎心出现晚期减速

C. 胎心出现加速　　　　　　　　D. 胎心出现变异减速

E. 胎心出现早期减速

32. 孕妇尿中与胎盘功能关系密切的激素是

A. 雌二醇　　　　　　　　　　　B. 雌酮

C. 雌三醇　　　　　　　　　　　D. 孕酮

E. 睾酮

33. 胎心减速与宫缩无固定关系,下降迅速且下降幅度大,恢复也迅速。提示

A. 胎儿缺氧　　　　　　　　　　B. 宫缩时胎头受压

C. 胎儿受镇静药影响　　　　　　D. 胎儿状况良好

E. 宫缩时脐带受压兴奋迷走神经

34. 胎心减速出现在宫缩高峰后,下降慢,持续时间长,恢复慢。提示

A. 胎儿缺氧　　　　　　　　　　B. 宫缩时胎头受压

C. 胎儿受镇静药影响　　　　　　D. 胎儿状况良好

E. 宫缩时脐带受压兴奋迷走神经

35. 一般认为胎盘功能不良导致胎儿缺氧的表现是

A. 晚期减速　　　　　　　　　　B. 变异减速

C. 早期减速　　　　　　　　　　D. 缩宫素激惹试验

E. 不规律减速

36. 确定胎儿安危最简便而可靠的方法是

A. 胎动计数　　　　　　　　　　B. 尿雌三醇测定

C. 胎儿电子监护　　　　　　　　D. 缩宫素激惹试验

E. 羊膜镜检查

37. 高危妊娠时选择终止妊娠的时间应取决于

A. 宫底高度　　　　　　　　　　B. 胎动次数

C. 胎盘功能和胎儿成熟度　　　　D. 宫颈成熟度

E. 胎儿电子监护

38. 关于胎儿电子监测胎心率变化,**错误的**是

A. 胎心率是指每分钟胎儿心搏次数

B. 胎心基线变异消失提示胎儿有一定储备能力

C. 周期性胎心率变化与子宫收缩有关

D. 基线胎心率为无宫缩时的胎心率

E. 宫缩后胎心率增加 15~20 次可能是脐静脉暂时受压

39. 初产妇，25 岁，妊娠 38 周，自然破膜 10 小时，给予缩宫素静脉滴注加强宫缩。宫缩间隔 1 分钟，持续 50 秒。检查：宫口开大 3cm，胎心率 110 次 /min，胎心监护见多个晚期减速出现。首选的处理措施为

    A. 吸氧，严密观察产程进展   B. 立即静脉滴注 25% 葡萄糖溶液

    C. 立即停止缩宫素滴注   D. 急查尿雌激素、肌酐

    E. 立即行剖宫产术

40. 了解胎儿成熟度最常用的检查项目是

    A. 检测羊水中肌酐值   B. 检测羊水中胆红素类物质

    C. 检测羊水中淀粉酶值   D. 检测羊水中卵磷脂 / 鞘磷脂比值

    E. B 超检查胎儿双顶径值

（张 妤）

第五章 | 正常分娩

【知识清单】

1. 妊娠达到及超过 28 周，胎儿及其附属物从临产开始到完全从母体娩出的全过程，称为**分娩**。

2. 妊娠满 28 周至 36^{+6} 周期间分娩称为**早产**。

3. 妊娠满 37 周至 41^{+6} 周期间分娩称为**足月产**。

4. 妊娠满 42 周及以后分娩称为**过期产**。

第一节 分娩动因

【知识清单】

分娩动因目前尚不清楚，目前认为是多因素综合作用的结果，有炎症反应学说、机械性理论、内分泌控制理论、子宫功能性改变。

第二节 影响分娩的因素

【知识清单】

影响分娩的 4 大因素包括：

1. **产力** ①子宫收缩力是主要产力，具有节律性（临产的重要标志）、对称性与极性、缩复作用。②腹肌及膈肌收缩力。③肛提肌收缩力。

2. **产道** ①骨产道又称真骨盆。②软产道：由子宫下段、子宫颈、阴道及盆底软组织构成。子宫下段由非孕时长约 1cm 的子宫峡部伸展形成。初产妇多是子宫颈管先缩短消失，而后宫颈口扩张；经产妇多是子宫颈管缩短消失与宫口扩张同时进行。

3. **胎儿** ①胎儿大小：足月胎头是胎儿最大的部分，也是通过骨盆最困难的部分。临床常用 B 超检测双顶径判断胎儿大小。胎头常以枕额径衔接。胎头以枕下前囟径通过**产道**。②胎位：临产前后，应触清矢状缝及囟门，以明确胎位，便于决定分娩方式。③胎儿发育异常。

4.社会心理因素。

第三节　枕先露的分娩机制

【知识清单】

分娩机制是指胎儿先露部通过产道时，为了适应骨盆各平面的不同形态及大小，被动地进行一系列适应性转动，以其最小径线通过产道的全过程。

1.衔接　胎头双顶径进入骨盆入口平面，胎头颅骨最低点接近或达到坐骨棘水平，称为衔接，也称为入盆。胎头衔接时呈半俯屈状态，**以枕额径衔接**。初产妇大多在预产期前 1~2 周内胎头衔接，经产妇则大多在分娩开始后胎头衔接。

2.下降　**贯穿于分娩全过程**。临床上以胎头下降程度作为判断产程进展的重要标志之一。

3.俯屈　使胎头衔接时的**枕额径变为枕下前囟径**，以最小经线适应产道形态，以利于胎头下降通过产道。

4.内旋转　内旋转后胎头矢状缝与中骨盆和骨盆出口平面前后径相一致，以适应中骨盆、骨盆出口平面前后径大于横径的特点，有利于胎头下降。

5.仰伸　当胎头枕骨下部达耻骨联合下缘时，以耻骨弓为支点，胎头的顶、额、鼻、口、颏相继娩出。胎儿双肩径沿左斜径进入骨盆入口。

6.复位及外旋转　当胎头娩出后，为使胎头与胎肩恢复正常关系，胎头枕部向母体左外旋转 45°，称为复位。胎肩为适应中骨盆、骨盆出口平面前后径大于横径的特点，前肩在骨盆内向母体中线旋转 45°，胎头随胎肩的旋转而继续旋转 45°，称为外旋转。

7.胎儿娩出　胎儿前肩、后肩、胎体及下肢相继娩出。

第四节　先兆临产、临产与产程分期

【知识清单】

1.先兆临产

(1)胎儿下降感或轻松感：分娩前 1~2 周多数初产妇出现。

(2)假临产：又称为不规律宫缩。宫缩持续时间短，不增强，不规则，常在夜间出现，清晨消失。可被镇静药抑制。

(3)见红：是即将临产较可靠的征象，多在临产前 24~48 小时内出现。

2.临产　标志为出现规律且逐渐增强的子宫收缩，宫缩持续 30 秒或以上，间歇 5~6分钟，同时伴有进行性子宫颈管消失、宫颈口扩张和胎先露部下降。强镇静药不能抑制宫缩。

3.产程分期　总产程指从出现规律宫缩开始直至胎儿、胎盘全部娩出。

（1）第一产程：又称为**宫颈扩张期**，指从出现规律宫缩至宫口开全（10cm）。第一产程又分为潜伏期和活跃期。**潜伏期是从规律宫缩至宫口扩张至 5cm，为宫口扩张的缓慢阶段，初产妇不超过 20 小时，经产妇不超过 14 小时；活跃期是宫口扩张 5cm 至宫口开全，是宫口扩张的加速阶段，宫口扩张速度应≥0.5cm/h。**部分产妇在宫口开至 4~5cm 时就进入活跃期。

（2）第二产程：又称为**胎儿娩出期**，指从**宫口开全至胎儿娩出**。未实施硬膜外麻醉者，初产妇最长不应超过 3 小时，经产妇不应超过 2 小时；实施硬膜外麻醉镇痛者，初产妇最长不应超过 4 小时，经产妇不应超过 3 小时。

（3）第三产程：又称为胎盘娩出期，指从胎儿娩出至胎盘娩出。一般需要 5~15 分钟，**不超过 30 分钟。**

第五节　第一产程

【**知识清单**】

1. 临床表现　①规律宫缩。②宫口扩张。③胎先露下降：胎先露下降的程度是以胎头颅骨的最低点与骨盆坐骨棘平面的关系为标志。胎头下降程度是**决定能否经阴道分娩的重要指标。**④胎膜破裂：**自然分娩胎膜破裂多发生在宫口近开全时。**

2. 助产及护理要点

（1）观察生命体征：每隔 4 小时测量体温、脉搏、呼吸、血压 1 次。

（2）产程观察：①**子宫收缩。**②胎心监测，**潜伏期每 30~60 分钟听诊 1 次，活跃期每 15~30 分钟听诊 1 次，每次听诊 1 分钟。**③宫口扩张及胎先露下降，经阴道检查可判断宫口扩张及胎头下降程度。④胎膜情况，一旦破膜，应立即监测胎心，观察并记录羊水性状、颜色、量和破膜时间。若**破膜超过 12 小时未分娩者，遵医嘱给予抗生素预防感染。**如**破膜后胎头未入盆，应嘱产妇卧床休息、抬高臀部，预防脐带脱垂。**

（3）生活护理：①提供温馨的分娩环境。②在**宫缩间歇期补充水分和热量。**③活动与休息指导：宫缩不强者，鼓励产妇在室内适当活动；胎头未入盆或胎位异常者，如破膜，应立即卧床休息，并抬高臀部（或头低脚高位）。产妇平卧时以左侧卧位为宜。④排尿和排便：临产后，应鼓励产妇**每 2~4 小时排尿 1 次**，必要时可导尿。⑤清洁卫生。

（4）心理护理。

第六节　第二产程

【**知识清单**】

1. 临床表现：①宫缩增强。②产妇屏气用力。③**胎头拨露。**④**胎头着冠。**⑤胎儿娩出。

2. 助产及护理要点

（1）密切监测胎心及产程进展。**每 5~10 分钟听 1 次胎心**，必要时用胎儿监护仪持续观察胎心率及胎心基线变异。

（2）产妇准备：初产妇宫口开全，经产妇宫口扩张至 6cm 且宫缩较强时，将产妇送至分娩床，做好接产准备。进行**会阴清洁与消毒**。

（3）物品准备及接产者准备。

（4）指导产妇屏气用力：**胎头着冠后不应再让产妇在宫缩时屏气**，以免胎头娩出速度过快导致会阴撕裂，嘱产妇于宫缩间歇期稍微用力，使胎头、胎肩缓慢娩出。

（5）接产：**保护会阴**，使胎头以最小径线在宫缩间歇期缓慢地通过阴道口。接产者评估产妇会阴条件，根据情况选择传统助产法或适度保护助产法。

（6）心理护理。

第七节 第三产程

【知识清单】

1. 临床表现 ①子宫收缩。②**胎盘剥离征象**：子宫体收缩变硬呈球形，胎盘剥离后降至子宫下段，宫体被推向上，宫底上升达脐上。阴道口外露的脐带随胎盘下降而自行延长。阴道少量流血。在产妇耻骨联合上方用手掌尺侧轻压子宫下段时，宫体上升而外露的脐带不再回缩。③胎盘娩出。④阴道流血。

2. 助产及护理要点

（1）新生儿处理：新生儿出生后置于辐射台上擦干、保暖。清理呼吸道，新生儿阿普加评分（Apgar score），延迟断脐，一般护理。**新生儿出生 30 分钟内早接触、早吸吮、早开奶**。

（2）协助胎盘娩出：接产者**切忌在胎盘尚未完全剥离前，粗暴地按揉子宫或用力牵拉脐带**。

（3）检查胎盘、胎膜。

（4）检查软产道。

（5）预防产后出血：**应用缩宫素等宫缩剂，结合按摩子宫加强子宫收缩**。

（6）评估阴道出血量。

（7）一般护理。

（8）心理护理。

3. 产后观察

（1）**胎盘娩出后 2 小时内是产后出血的高发时段**，产妇应继续留在产房观察 2 小时。

（2）观察内容：一般情况、生命体征、子宫收缩情况、宫高、阴道出血量；外阴、阴道、会阴切口有无血肿；膀胱是否充盈。

第八节　产时服务

【知识清单】

1. 导乐陪伴分娩　我国的导乐主要提供分娩全程的支持服务,即从临产开始到产后2小时。

2. 分娩镇痛　目的是使用各种方法有效减轻甚至消除分娩时的疼痛和不适,同时有可能利于增加子宫血流,减少产妇因过度换气引起的不良影响。产妇自临产至第二产程均可使用分娩镇痛。**其包括非药物镇痛及药物镇痛。**

【护考训练】

(一) 选择题

1. 关于枕前位分娩机制,以下描述正确的是
    A. 胎头进入骨盆入口时呈俯屈状态
    B. 下降动作贯穿于分娩过程全程
    C. 下降动作呈连续性
    D. 初产妇在分娩开始后胎头衔接
    E. 俯屈动作完成后,胎头以枕额径通过产道

2. 正常分娩胎膜自然破裂多在
    A. 第一产程 　　　　　　　　　B. 不规律宫缩开始后
    C. 有规律宫缩开始 　　　　　　D. 宫口近开全
    E. 宫口开到 3cm 时

3. 关于临产后宫缩的特点,以下说法正确的是
    A. 节律性收缩,由弱到强并维持一定时间
    B. 自两侧子宫角开始,以每分钟 2cm 速度向子宫底扩展
    C. 宫缩的极性是指底部最弱,下段最强
    D. 子宫体部肌纤维收缩时变短变宽,松弛时恢复原状
    E. 第二产程宫缩高峰时子宫内压力可达 25~30mmHg($1mmHg≈0.133kPa$)

4. 软产道的组成**不包括**
    A. 子宫下段 　　　　　　　　　B. 子宫体
    C. 阴道 　　　　　　　　　　　D. 盆底软组织
    E. 子宫颈

5. 以下关于临产开始的标志,**错误的**是
    A. 规律性宫缩,持续 30 秒以上,间歇 5~6 分钟
    B. 进行性子宫颈管展平消失
    C. 宫颈扩张
    D. 阴道排出血性分泌物
    E. 胎先露下降

6. 下列**不属于**胎盘剥离征象的是
   A. 子宫体变硬呈球形
   B. 子宫缩小，子宫底下降
   C. 阴道口外露脐带自行延长
   D. 阴道少量出血
   E. 轻压耻骨联合上方，外露脐带不再回缩

7. 分娩期的主要产力是指
   A. 子宫收缩力
   B. 腹肌收缩力
   C. 肛提肌收缩力
   D. 膈肌收缩力
   E. 肋间肌收缩力

8. 胎头衔接是指
   A. 胎头最低点达坐骨棘水平
   B. 胎头双顶径进入骨盆入口平面，胎头颅骨最低点达坐骨棘水平
   C. 阴道口见到胎发
   D. 胎先露部已达到坐骨棘水平
   E. 胎头进入骨盆入口平面并接近或达到坐骨棘水平

9. 即将临产的可靠征象是
   A. 不规则宫缩
   B. 见红
   C. 胎动活跃
   D. 子宫底下降
   E. 孕妇腹痛难忍

10. 临产的主要标志是
    A. 见红、规律性子宫收缩、胎头下降
    B. 规律性子宫收缩、破膜、胎头下降
    C. 见红、破膜、宫口扩张
    D. 规律性子宫收缩、宫口扩张、胎头下降
    E. 规律性子宫收缩、阵发性疼痛逐渐加剧、宫口扩张

11. 胎头下降程度是以
    A. 坐骨棘水平连线为标志
    B. 骨盆入口平面为标志
    C. 骨盆出口平面为标志
    D. 两坐骨结节连线为标志
    E. 宫底高度为标志

12. 枕左（右）前位的分娩机制中，胎头衔接的径线是
    A. 枕额径
    B. 双顶径
    C. 枕下前囟径
    D. 枕颏径
    E. 双颞径

13. 阴道检查胎头下降程度为"S^{+1}"是指
    A. 胎儿头皮在坐骨棘平面下 1cm
    B. 胎儿颅骨在坐骨棘平面下 1cm
    C. 胎儿头皮在坐骨结节上 1cm
    D. 胎儿颅骨在坐骨棘平面上 1cm
    E. 胎儿头皮在坐骨结节下 1cm

14. 当枕左前位分娩时，使胎头矢状缝和中骨盆、出口平面前后径一致的动作是
    A. 内旋转
    B. 外旋转

C. 衔接   D. 仰伸

E. 俯屈

15. 关于枕右前位的分娩机制,以下叙述正确的是

    A. 胎头矢状缝衔接在骨盆入口的右斜径上

    B. 俯屈动作在胎头降至中骨盆时已完成

    C. 内旋转动作是胎头逆时针(盆底观)方向旋转45°

    D. 仰伸动作发生在胎头降至阴道外口时

    E. 外旋转动作是在胎肩衔接时完成

16. 正常分娩的临床表现是

    A. 活跃期宫口扩张速度加快   B. 第三产程一般>30 分钟

    C. 临产的主要标志是见红   D. 一般出血约 400ml

    E. 胎盘以母体面剥离为常见

17. 判断产程进展的重要的依据是

    A. 子宫收缩强度及频率   B. 胎心率

    C. 是否破膜   D. 宫口扩张及胎头下降程度

    E. 产妇是否向下屏气

18. 关于正常胎盘剥离的征象,以下叙述正确的是

    A. 子宫底降低   B. 阴道出血量大

    C. 子宫有压痛   D. 阴道口外露的脐带向外延伸

    E. 子宫松弛、变软

19. 当枕左前位分娩时,胎头完成俯屈后通过骨盆各平面的径线是

    A. 双顶径   B. 枕下前囟径

    C. 双颞径   D. 枕额径

    E. 枕颏径

20. 正常分娩第一产程的临床表现**不包括**

    A. 规律宫缩   B. 宫口扩张

    C. 胎先露下降   D. 胎膜破裂

    E. 胎头拨露

21. 下列**不是**正常宫缩的特征的是

    A. 节律性   B. 对称性

    C. 极性   D. 持续性

    E. 缩复作用

22. 关于接产过程,下列叙述**错误的**是

    A. 宫缩时,左手按压胎头枕部,协助胎头俯屈

    B. 胎头俯屈后由枕下前囟径变为枕额径

    C. 应让胎头在宫缩间歇期娩出

    D. 胎头娩出后仍应保护会阴

    E. 宫缩时,用手掌托住会阴,间歇时手放松

23. 进入第二产程的标志是
    A. 宫缩时产妇向下屏气用力　　　　　B. 胎膜破裂
    C. 先露最低点达坐骨棘水平　　　　　D. 宫口开全
    E. 宫缩频而强

24. 关于正常分娩第二产程的处理，**错误的**是
    A. 勤听胎心　　　　　　　　　　　　B. 指导产妇正确运用腹压
    C. 胎头着冠时开始保护会阴　　　　　D. 可协助胎头外旋转
    E. 胎头娩出后，立即清除口腔中的黏液及羊水

25. 第二产程时娩出胎儿的重要辅助力量是
    A. 骨骼肌收缩力　　　　　　　　　　B. 腰肌收缩力
    C. 子宫收缩力　　　　　　　　　　　D. 腹肌收缩力、膈肌收缩力
    E. 肛提肌收缩力

26. 下列**不是**先兆临产征象的是
    A. 轻松感　　　　　　　　　　　　　B. 不规则宫缩
    C. 宫颈口开大　　　　　　　　　　　D. 见红
    E. 胎儿下降感

27. 动态描记，反映宫口扩张和胎头下降的情况，可用
    A. 阴道检查　　　　　　　　　　　　B. 胎心监测
    C. 监测胎动　　　　　　　　　　　　D. 产程图
    E. 多普勒听胎心

28. 关于初产妇枕先露分娩的描述，以下正确的是
    A. 枕左前位是临床最常见的胎方位
    B. 胎头拨露时避免运用腹压
    C. 胎膜破裂多发生在第一产程潜伏期
    D. 胎儿娩出后，应立即按摩挤压宫底，促使胎盘娩出
    E. 胎头着冠后及时运用腹压

29. 下列**不是**阴道检查的内容是
    A. 胎方位及胎先露位置　　　　　　　B. 宫口扩张情况
    C. 是否破膜　　　　　　　　　　　　D. 膀胱充盈情况
    E. 骨盆有无异常

30. 以下需要做好接产准备的情况是
    A. 初产妇宫口开大 7~8cm　　　　　　B. 初产妇宫口开全
    C. 胎膜破裂之后　　　　　　　　　　D. 产妇肛门括约肌松弛
    E. 产妇有便意感时

31. 刘女士，26 岁，初孕妇，妊娠 39 周，规律宫缩 6 小时，宫口开大 3cm，未破膜，枕左前位，胎心率 142 次 /min，骨盆外测量未见异常，估计胎儿体重 2 500g。此时恰当的处理应是
    A. 人工破膜加速产程进展

B. 静脉滴注缩宫素

C. 给予宫缩抑制剂，使其维持至妊娠 40 周

D. 等待自然分娩

E. 行剖宫产术

32. 王女士，初产妇，孕 40 周，规律宫缩 8 小时，阴道排液 7 小时，宫口开大 6cm，胎先露 S^0，阴道分泌物 pH 为 7.0，胎心正常。此时正确的处理是

    A. 因胎膜早破，抬高床尾   B. 灌肠，以促进宫缩

    C. 等待自然分娩   D. 静脉滴注缩宫素引产

    E. 立即剖宫产

33. 张女士，初产妇，正常宫缩 13 小时后自然分娩一名女婴，现胎儿已娩出 8 分钟，胎盘尚未娩出。此时正确的处理是

    A. 注射缩宫素，加强宫缩

    B. 等待并观察有胎盘剥离征象时协助胎盘娩出

    C. 立即手取胎盘

    D. 牵拉脐带，助胎盘娩出

    E. 行刮宫术

34. 李女士，初产妇，孕 40 周临产，规律宫缩 10 小时，未破膜。阴道检查：宫口开大 6cm，胎先露 S^{-1}。此时诊断恰当的是

    A. 正常潜伏期   B. 潜伏期延长

    C. 正常活跃期   D. 活跃期停滞

    E. 滞产

35. 赵女士，27 岁，初产妇，孕 39 周，规律性腹痛 8 小时入院，未破膜，入院检查，胎心率 138 次 /min，枕左前位。阴道检查：宫口开大 6cm，胎先露 S^0。此时正确的护理措施是

    A. 每日测体温 1 次   B. 每 6~8 小时在宫缩时测血压 1 次

    C. 嘱咐产妇卧床休息   D. 每 30 分钟于宫缩时听 1 次胎心

    E. 鼓励产妇每 2~4 小时排尿 1 次

36. 王女士，孕 40 周，规律宫缩 11 小时，宫口开大 5cm，枕先露 S^{+1}，大囟门在 11 点，小囟门在 5 点，其胎位是

    A. 枕左前位   B. 枕左横位

    C. 枕左后位   D. 枕右横位

    E. 枕右前位

37. 陈女士，24 岁，初产妇，孕 39 周，第二产程因胎心改变行产钳助产术。新生儿娩出后 1 分钟内：心率 90 次 /min，无呼吸，四肢稍屈，有喉反射但无咳嗽，躯干红，四肢紫。新生儿阿普加评分为

    A. 8 分   B. 6 分

    C. 5 分   D. 4 分

    E. 9 分

38. 王女士，29岁，G₁P₀，孕39周，因腹痛5小时入院。入院检查：骨盆外测量正常，胎位枕左前位，胎心率135次/min。宫缩持续1分钟，间歇1~2分钟，宫口开大8cm。其正确护理为

    A. 每隔15~30分钟听胎心1次，每隔4小时测血压1次

    B. 每隔1~2小时听胎心1次，2~4小时测血压1次

    C. 每隔2~4小时阴道检查1次

    D. 准备接产

    E. 继续观察，不必处理

39. 张女士，29岁，初产妇，孕40周临产入院。检查：骨盆外测量正常，胎位枕左前位，胎心率142次/min，8小时后宫口开全。胎头娩出后发现脐带绕颈2周较紧，胎儿面色发紫，正确处理是

    A. 迅速娩出胎头

    B. 立即给氧气吸入

    C. 将胎头顺时针（盆底观）方向旋转90°迅速结束分娩

    D. 立即断脐放松脐带，娩出胎儿

    E. 立即剖宫产

40. 刘女士，25岁，初产妇，妊娠40周，临产后自然破膜，胎心率136~150次/min，临产12小时宫口开全。下列判断正确的是

    A. 潜伏期延长   B. 活跃期延长

    C. 胎膜早破   D. 正常产程

    E. 产程停滞

41. 王女士，27岁，初产妇，妊娠39周，规律宫缩15小时后娩出一女婴，5分钟后胎盘尚未娩出，无阴道流血。此时正确的处理方法是

    A. 立即牵拉脐带   B. 注射缩宫素

    C. 立即按压宫底   D. 指导产妇屏气用力

    E. 出现胎盘剥离的征象后协助胎盘娩出

42. 钱女士，25岁，初产妇，孕40周，阴道少量出血，腹痛3小时入院。入院检查：宫高28cm，腹围88cm，胎位枕左后位，胎心率140次/min，宫口开大5cm，胎先露S⁻¹，胎膜突然破裂。此时首要的护理措施是

    A. 立即通知医生   B. 更换患者床单

    C. 检查胎先露下降情况   D. 立即听胎心

    E. 立即清洁外阴

43. 赵女士，28岁，宫内妊娠40周，G₄P₃，无难产史，3小时前开始规律性宫缩。急诊入院检查：宫缩持续45秒，间歇3分钟，胎心率138次/min，头位，宫口开大5cm，羊膜囊明显膨出，骨盆内诊正常。此时正确的处理是

    A. 急诊室留观   B. 破膜后住院

    C. 立即住院待产   D. 送产房准备接产

    E. 灌肠以促进产程，减少污染

（44~46题共用题干）

张女士，28岁，初产妇，孕39周，当晚感觉腹部一阵阵发紧，每次持续3~5秒，间隔时间不规律。第2日早上，孕妇感觉腹部疼痛，每5~6分钟1次，每次持续30秒左右。

44. 当晚孕妇的情况属于
    A. 孕妇紧张造成   B. 规律宫缩
    C. 先兆临产   D. 临产
    E. 进入第一产程

45. 第2日早上孕妇的情况属于
    A. 假临产   B. 先兆临产
    C. 临产   D. 胎膜早破
    E. 进入第二产程

46. 此时，孕妇**不可能**出现的心态是
    A. 紧张   B. 焦虑
    C. 兴奋   D. 抑郁
    E. 矛盾

（47~49题共用题干）

陈女士，25岁，G_1P_0，妊娠40周，腹痛5小时入院。入院检查：宫高30cm，腹围91cm，胎位枕右前位，胎心率142次/min，宫缩持续35秒，间歇6分钟，宫口开大2cm，胎膜未破。骨盆外测量正常。

47. 该产妇属于
    A. 假临产   B. 先兆临产
    C. 潜伏期   D. 活跃期早期
    E. 活跃期晚期

48. 正确的护理措施是
    A. 嘱产妇卧床休息   B. 嘱产妇2小时排尿1次
    C. 每30~60分钟听1次胎心   D. 每2小时测1次血压
    E. 每2小时做1次阴道检查

49. 如果该产妇胎膜破裂，首要的护理措施是
    A. 立即吸氧   B. 左侧卧位
    C. 立即阴道检查   D. 立即听胎心
    E. 立即报告医生

（50~53题共用题干）

刘女士，24岁，G_1P_0，妊娠40周，临产后自然破膜。入院检查：胎位枕左前位，胎心率130~140次/min，产程进展顺利，规律宫缩8小时宫口开全。

50. 此时接产者应做的工作是
    A. 准备产包   B. 给产妇备皮
    C. 指导产妇屏气用力   D. 洗手、消毒准备接产

E. 告知产妇家属

51. 开始保护会阴的时间是
    A. 胎头着冠时   B. 胎头着冠以后
    C. 胎头露出阴道口以后   D. 胎头拨露、阴唇后联合紧张时
    E. 上产床后就开始保护会阴

52. 胎头娩出后，首要的护理是
    A. 协助胎头顺时针旋转 90°   B. 协助胎头逆时针旋转 90°
    C. 清理呼吸道   D. 嘱产妇向下屏气
    E. 嘱产妇张口哈气

53. 胎儿胎盘娩出后的护理措施中**不需要的**是
    A. 检查胎盘胎膜是否完整   B. 检查脐带长度
    C. 产妇臀下放置聚血器   D. 检查会阴、阴道有无裂伤
    E. 给予抗生素预防感染

（54~60题共用题干）

张女士，29岁，初产妇，G_2P_0，妊娠39周，规律性宫缩11小时。检查：宫口开6cm，胎先露 S^{+1}，胎膜已破，胎心率138次/min，宫缩持续40秒，间歇3分钟。

54. 该产妇处于
    A. 临产   B. 潜伏期
    C. 活跃期   D. 第二产程
    E. 第三产程

55. 3小时后宫口开全，此时产妇宫缩乏力，胎心率145次/min。护士督促产妇排尿。其目的是
    A. 防止产妇疲劳   B. 防止宫缩乏力
    C. 防止尿路感染   D. 防止发生弥散性血管内凝血
    E. 防止压迫膀胱

56. 产妇仍宫缩乏力，胎心率110次/min。此时首要的护理诊断是
    A. 急性疼痛   B. 有体温失调的危险
    C. 有受伤的危险   D. 焦虑
    E. 知识缺乏

57. 护士行产钳术助娩出一名男婴，重2 800g，出生后1分钟心率102次/min，呼吸浅而不规则，四肢稍屈，稍有喉反射，躯干红润，四肢青紫。阿普加评分为
    A. 4分   B. 5分
    C. 6分   D. 7分
    E. 8分

58. 对新生儿首要的处理措施是
    A. 吸氧   B. 保暖
    C. 结扎脐带   D. 呼吸兴奋剂
    E. 清理呼吸道

59. 以下**不是**对产妇的常规护理措施的是

    A. 按摩腹部促进子宫收缩   B. 给予产妇热饮料

    C. 给产妇保暖   D. 给产妇导尿

    E. 检查产道损伤情况

60. 为防止产后出血,产后 2 小时的主要护理措施是

    A. 给产妇更换床单

    B. 测量产妇体温

    C. 按摩子宫,观察宫缩及阴道出血情况

    D. 按摩乳房,刺激乳汁分娩

    E. 协助产妇给新生儿哺乳

(二) 名词解释

1. 分娩
2. 早产
3. 足月产
4. 过期产
5. 分娩机制
6. 衔接
7. 见红
8. 临产
9. 胎头拔露
10. 胎头着冠

(三) 填空题

1. 影响分娩的 4 个因素是＿＿＿＿＿、＿＿＿＿＿、＿＿＿＿＿及＿＿＿＿＿。

2. 正常宫缩具有＿＿＿＿＿、＿＿＿＿＿和＿＿＿＿＿的特点。

3. 阿普加评分是以新生儿出生后的＿＿＿＿＿、＿＿＿＿＿、＿＿＿＿＿、＿＿＿＿＿及＿＿＿＿＿等 5 项为标准,＿＿＿＿＿分属于正常新生儿;＿＿＿＿＿分为轻度窒息,＿＿＿＿＿分为重度窒息。

4. 临产后,应鼓励产妇每＿＿＿＿＿小时排尿一次,以免膀胱充盈影响宫缩及胎头下降。

5. 产道可分为＿＿＿＿＿和＿＿＿＿＿,软产道由＿＿＿＿＿、＿＿＿＿＿、＿＿＿＿＿及＿＿＿＿＿组成。

(四) 简答题

1. 先兆临产的表现有哪些?
2. 简述产程的分期及各产程的时长。
3. 胎盘剥离的征象有哪些?
4. 简述产妇产后 2 小时的观察内容。

(五) 案例分析

刘女士,28 岁,初产妇,停经 39^{+2} 周,阵发性腹痛 5 小时,身高 162cm,宫高 38cm,腹

围 95cm，枕左前位，先露已入盆，胎心率 144 次 /min，宫缩持续 30 秒，间歇 5 分钟，强度中等，宫口开大 3cm，胎先露 S^{+1}。B 超提示：胎头双顶径 9.0cm，羊水最大暗区 3cm。

1. 护理诊断 / 问题有哪些？
2. 目前处于产程中哪一期？
3. 目前主要的处理措施有哪些？

（贾　佳）

第六章 | 正常产褥

第一节　产褥期妇女的生理变化及心理调适

【知识清单】

1. 产褥期是指**从胎盘娩出至产妇全身各器官（除乳腺外）恢复或接近正常未孕状态所需的一段时期**，一般为 6 周。

2. 子宫复旧　胎盘娩出后，子宫圆而硬，宫底在脐下 1 横指。产后第 1 日**略上升至脐平**，以后**每日下降 1~2cm**，产后 10 日子宫**降入骨盆腔**，此时腹部检查于耻骨联合上方扪不到宫底。**产后 6 周子宫大小及子宫内膜完全恢复到未孕期状态。**产后 1 周，宫颈内口关闭，子宫颈管复原。产后 4 周，子宫颈完全恢复至未孕时形态。

3. 乳房的主要变化是**泌乳**。

4. 妊娠期血容量增加，于产后 2~3 周恢复至未孕状态。但在**产后最初 3 日内**，特别是**产后 24 小时内，心脏负担明显加重**。产褥早期血液仍处于**高凝状态**，纤维蛋白原、凝血酶、凝血酶原于产后 2~4 周内降至正常。白细胞总数于产褥早期仍较高，血小板数增多。血红蛋白水平于产后 1 周左右回升。

5. **妊娠期胃肠肌张力及蠕动能力均减弱**，胃液中盐酸分泌减少，产后需要 1~2 周逐渐恢复。产褥期易发生便秘。

6. **产后 1 周尿量增多**。妊娠期扩张的肾盂及输尿管，产后 2~8 周恢复正常。产后易出现残余尿增多或尿潴留，尤其在产后 24 小时内。

7. 分娩后，雌激素及孕激素水平急剧下降，至产后 1 周时已降至未孕时水平。胎盘催乳素于产后 6 小时已不能测出。**不哺乳产妇通常在产后 6~10 周月经复潮，在产后 10 周左右恢复排卵**。哺乳产妇的月经复潮延迟，有的在哺乳期月经一直不来潮，平均在产后 4~6 个月恢复排卵。

8. 妊娠期出现的下腹正中线色素沉着，在产褥期逐渐消退。**产后腹壁明显松弛，腹壁紧张度需要在产后 6~8 周恢复**。

9. 产褥期妇女的心理变化与分娩经历、婴儿性别、伤口愈合、体态恢复、婴儿哺乳和健康问题等因素有关。表现：热情、希望、高兴、满足感、幸福感、乐观、压抑及焦虑。产妇的年龄、身体状况、分娩体验、社会支持等因素影响着产褥期妇女的心理调适。

10. 产褥期妇女的心理调适分为 3 个时期：①依赖期：产后前 3 日。②依赖 - 独立期：

产后 3~14 日。③独立期：产后 2 周至 1 个月。

第二节　产褥期护理与保健

【知识清单】

1. 产褥期的临床表现

（1）生命体征：①产后的体温多数在正常范围内。若产程延长致过度疲劳时，体温可在产后 24 小时内略升高，一般不超过 38℃。**产后 3~4 日因乳房血管、淋巴管极度充盈可出现 37.8~39℃ 发热，称为泌乳热，一般持续 4~16 小时即降至正常，不属于病态。**体温超过 38℃ 应考虑感染的可能。②产后脉搏略缓慢，60~70 次/min，约于产后 1 周恢复正常。③产后呼吸深慢，14~16 次/min。④产后血压较平稳。

（2）生殖系统：①子宫复旧：胎盘娩出后，子宫圆而硬，宫底在脐下 1 横指。**产后第 1 日略上升至脐平，以后每日下降 1~2cm，产后 10 日子宫降入骨盆腔。**②恶露：可分为 3 种，**血性恶露持续 3~4 日，浆液恶露持续 10 日左右，白色恶露约持续 3 周干净。正常恶露有血腥味，但无臭味，持续 4~6 周，总量为 250~500ml。**③会阴：阴道分娩者产后会阴有轻度水肿，**一般在产后 2~3 日自行消退。**④宫缩痛：于产后 1~2 日出现，持续 2~3 日自然消失，经产妇多见。

（3）排泄：①**产后 1 周内产妇尿量增多，易发生排尿困难。**②排便：因为产后卧床时间长，加之进食较少，产妇在产后 1~2 日多不排大便。③褥汗：产褥早期，产妇**皮肤排泄功能旺盛**，故排出大量的汗液，尤以夜间睡眠及初醒时明显，不属于病态，产后 1 周好转。

2. 护理措施

（1）一般护理：产后提供良好的环境，加强生命体征的观察。保证产妇有足够的营养和睡眠，保持大小便通畅，特别是产后 4 小时内要鼓励产妇排尿。进行适当活动。

（2）子宫复旧护理：**产后 2 小时内极易发生严重并发症，故应在产房严密观察。**产后每日观察并记录宫底高度。

（3）会阴护理：用 0.05% 聚维酮碘溶液或 0.2% 苯扎溴铵溶液擦洗或冲洗外阴，**每日 2~3 次。**每日观察伤口有无渗血、血肿、水肿、红肿、硬结及分泌物，并嘱产妇**健侧卧位。**会阴水肿者用 **50% 硫酸镁溶液湿热敷**，产后 24 小时后可用远红外线灯照射。会阴血肿者，**小血肿 24 小时后可湿热敷或远红外线灯照射，大血肿需要配合医生切开处理。**会阴有硬结者用大黄、芒硝外敷或用 95% 乙醇湿敷。会阴切口疼痛剧烈或有肛门坠胀感者，应及时报告医师。**伤口感染者，应提前拆线引流，定时换药。**

3. 产褥期保健

（1）一般指导：居室清洁舒适，合理饮食，保持身体清洁，注意休息，合理安排家务劳动。产后应尽早适当活动。经阴道自然分娩的产妇，产后 6~12 小时内即可起床轻微活动，于产后第 2 日可在室内随意走动，再按时做产后健身操。行会阴切开术或剖宫产术的产妇，可适当推迟活动时间。

（2）产后健身操：应该根据产妇的情况，**运动量由小到大、由弱到强循序渐进地练习**。一般在产后第 2 日开始，每 1~2 日增加一节，每节做 8~16 次。出院后继续做健身操直至产后 6 周。6 周后应选择新的锻炼方式并坚持锻炼。

（3）计划生育指导：**产褥期内禁忌性交**。根据产后检查情况，恢复正常性生活，并指导产妇选择适当的避孕措施，原则是哺乳者以工具避孕为宜，不哺乳者可选用药物避孕。

（4）产后检查：包括产后访视和产后健康检查。①产后访视至少 3 次，**第 1 次在产妇出院后 3 日内**，第 2 次在产后 14 日，第 3 次在产后 28 日，社区医疗保健人员通过产后访视可了解产妇及新生儿健康状况。②产后健康检查，嘱产妇携带婴儿于**产后 42 日（6 周）**到医院进行一次全面检查，及时了解母体全身情况，特别是生殖器官的恢复情况和新生儿的生长发育情况。

第三节　泌乳与母乳喂养

【知识清单】

1. 泌乳生理　妊娠期孕妇体内雌激素、孕激素、胎盘催乳素升高，使乳腺充分发育并形成初乳。随着胎盘剥离娩出，产妇血中胎盘催乳素、雌激素、孕激素水平急剧下降，抑制下丘脑分泌的催乳素抑制因子释放，在催乳素作用下，乳汁开始分泌。

2. 影响乳汁分泌的因素　吸吮是保持泌乳的关键，**不断排空乳房**也是维持泌乳的重要条件。此外，乳汁分泌量还与产妇的营养、睡眠、情绪和健康状况密切相关。

3. 母乳的成分　①初乳是从孕晚期至产后 2~5 日内分泌的乳汁。②过渡乳是产后 2~5 日至产后 10~14 日分泌的乳汁。③成熟乳是产后约 14 日以后分泌的乳汁。

4. 母乳喂养的优点　①对婴儿的益处：**提供营养及促进发育**，提高免疫功能，有利于**牙齿的发育和保护**，增进母子感情。②对母亲的益处：**预防产后出血，促进产后恢复，降低患病概率**，安全方便经济。

5. 一般护理　乳房应保持清洁。每次哺乳前产妇应洗净双手，然后用**清水洗净**乳头和乳晕，并柔和地按摩乳房，刺激排乳反射。**切忌用肥皂或酒精之类擦洗**，以免引起局部皮肤干燥、皲裂。乳头处如有痂垢，先用**油脂浸软**后，再用**温水洗净**。对产妇进行母乳喂养指导，使新生儿正确含接及吸吮。每次哺乳时应让新生儿吸空乳汁。**如乳汁充足，孩子吸不完时，应用手法挤奶或用吸乳器将剩乳吸出**。如吸吮不成功，则指导产妇将母乳挤出后喂养。哺乳期应使用合适的内衣，避免过松或过紧。

【难点解析】

当婴儿吸吮乳头时，由乳头传来的感觉信号，经传入神经纤维抵达下丘脑，通过抑制下丘脑分泌的多巴胺及其他催乳素抑制因子，致腺垂体催乳素呈脉冲式释放，促进乳汁分泌。吸吮动作还能反射性地引起神经垂体释放内源性缩宫素，使乳腺腺泡周围的肌上皮细胞收缩，使乳汁从腺泡、小导管进入输乳导管和输乳窦而喷出乳汁，此过程称为射乳反射。

【护考训练】

1. 关于产褥期子宫复旧的描述，下列正确的是
   A. 宫体恢复到非孕大小需要 4 周
   B. 于产后 10 日，腹部检查扪不到宫底
   C. 于产后 2 周宫颈完全恢复至正常未孕状态
   D. 于产后 4 周，宫腔表面均由新生的内膜修复
   E. 宫颈外口于产后 3 日恢复到未孕状态

2. 产后子宫缩小至妊娠 12 周大小，需要的时间为
   A. 1 周   B. 2 周
   C. 3 周   D. 4 周
   E. 5 周

3. 产后胎盘附着部的子宫内膜全部修复约需时间
   A. 2 周   B. 3 周
   C. 4 周   D. 5 周
   E. 6 周

4. 有关产褥期激素变化的描述，**错误的**是
   A. 雌激素水平下降   B. 孕激素水平下降
   C. 胎盘催乳素下降   D. 垂体催乳素上升
   E. 垂体催乳素下降

5. 有关正常产褥的描述，正确的是
   A. 脉搏加快   B. 呼吸深慢，以胸式呼吸为主
   C. 血压变化大   D. 产褥期最初，宫底每日下降 1~2cm
   E. 24 小时内体温升高，可达 38℃

6. 关于产褥期内分泌变化，**错误的**是
   A. 哺乳产妇月经复潮延迟
   B. 不哺乳产妇通常在产后 6~10 周月经复潮
   C. 分娩后雌激素和孕激素于产后 1 周降至未孕水平
   D. 哺乳产妇如无月经来潮，无受孕的可能
   E. 胎盘催乳素于产后 6 小时不能测出

7. 有关恶露的描述，正确的是
   A. 正常恶露含有血液及细菌，并有血腥味和臭味
   B. 正常恶露总量为 600ml
   C. 血性恶露持续 7 日逐渐转为浆液恶露
   D. 产后子宫内膜脱落，含有血液、坏死蜕膜经阴道排出为恶露
   E. 正常恶露持续 4~8 周

8. 母乳喂养指导中**不妥**的是
   A. 乳汁过多不能吸尽时应将余乳挤出   B. 勤吸吮有助于乳汁分泌

C. 待下奶后立即哺乳 　　　　　　　　D. 按需哺乳

E. 哺乳后竖抱婴儿轻拍背部 1~2 分钟,排出胃内空气

9. 产褥期生理变化中**错误的**是

A. 肠蠕动减弱,易发生便秘 　　　　　B. 尿量减少

C. 易发生排尿不畅或尿潴留 　　　　　D. 出汗较多

E. 白细胞可暂时升高

10. 关于产后出院产妇有关产褥期保健的内容指导,**错误的**是

A. 产后 42 日做产后健康检查 　　　　B. 产褥期禁止性生活

C. 产后哺乳者以工具避孕为宜 　　　　D. 产褥期后应做好避孕措施

E. 产后访视至少 2 次

11. 王女士,初产妇,无妊娠合并症和并发症,因骨盆狭窄行剖宫产术,现术后第 2 日,护士对其进行身体评估,正确的是

A. 脉搏>90 次 /min 　　　　　　　　B. 呼吸深慢,以胸式呼吸为主

C. 血压 140/90mmHg 　　　　　　　　D. 宫底在脐下 2 横指

E. 体温升高,可达 38℃

12. 李女士,妊娠 39 周,阴道自然分娩一女婴,体重 3 800g。产房护士对该产妇的护理正确的是

A. 分娩后产妇要留置导尿管

B. 产后 2 小时阴道流血量不多,排除宫缩不良

C. 产后 2 小时严密观察阴道流血情况

D. 产后 1 小时内在产房观察,若正常送回病室

E. 产后 1 小时可进普通饮食

13. 刘女士,28 岁,妊娠 39 周,于 5 时 30 分正常分娩,9 时 40 分产妇主诉下腹胀痛。视诊:下腹膀胱区隆起。叩诊:耻骨联合上呈浊音。产妇存在的健康问题是

A. 分娩后疼痛 　　　　　　　　　　　B. 体液过多

C. 排尿异常 　　　　　　　　　　　　D. 尿潴留

E. 有子宫内膜感染的可能

14. 方女士,产后 2 日,下腹阵痛,宫底脐下 3 横指,无压痛,阴道流血不多,无恶心呕吐,正确的处理方法是

A. 抗生素预防感染 　　　　　　　　　B. 给予镇痛药

C. 一般不需要处理 　　　　　　　　　D. 排除肠梗阻

E. 按摩子宫

15. 徐女士,剖宫产术后 9 日,母乳喂养,乳房不胀,新生儿吸双乳后仍哭闹而加代乳品。关于该产妇的处理,**错误的**是

A. 用吸奶器吸乳刺激 　　　　　　　　B. 增加新生儿吸吮次数

C. 提供充足睡眠 　　　　　　　　　　D. 饮用催乳剂

E. 调节饮食

（16~17题共用题干）

周女士，经产妇，经阴道顺产一名女婴，主诉下腹部阵痛，乳房胀痛。查体：乳房胀，无红肿，子宫硬，脐下2横指，阴道流血不多。

16. 为缓解乳房胀痛，首选的护理措施是

  A. 生麦芽煎汤喝   B. 让新生儿多吸吮

  C. 芒硝外敷乳房   D. 多喝汤水

  E. 用吸奶器吸乳

17. 针对下腹阵痛的症状，对产妇的解释是

  A. 产后宫缩痛   B. 属于异常疼痛

  C. 用镇痛药   D. 1周后消失

  E. 用宫缩剂

（18~19题共用题干）

张女士，会阴侧切术后4日，阴道出血不多，自觉会阴胀痛、发热。查体：切口局部红肿、硬结，体温38℃。

18. 张女士可能的问题是

  A. 会阴切口血肿   B. 阴道壁血肿

  C. 子宫内膜炎   D. 会阴切口感染

  E. 呼吸道感染

19. 针对上述原因，**错误的**处理是

  A. 局部切口拆线   B. 延期拆线

  C. 保持会阴部清洁干燥   D. 局部理疗

  E. 抗生素治疗

（20~24题共用题干）

李女士，初产妇，28岁，阴道助娩一名女婴，产后2小时在产房观察。

20. 在产房观察期间，观察的重点内容应**除外**

  A. 产妇饮食情况   B. 宫底高度

  C. 膀胱充盈情况   D. 子宫收缩、出血量

  E. 阴道有无血肿

21. 产妇产后6小时未排尿，子宫收缩好，出血不多。查体：宫底脐上1横指，可能的问题是

  A. 子宫复旧不良   B. 宫腔积血

  C. 尿潴留   D. 卵巢肿瘤

  E. 腹胀

22. 正确的处理方法是

  A. 促进子宫收缩   B. 按摩子宫

  C. 定期复查   D. 肌内注射缩宫素

  E. 排空膀胱

23. 产妇产后3日发热，39.3℃，双乳红肿胀痛，有硬结，可能的问题是

A. 乳腺炎　　　　　　　　　　　B. 乳汁淤积
C. 会阴伤口感染　　　　　　　　D. 子宫内膜炎
E. 上呼吸道感染
24. 最恰当的处理是
A. 新生儿吸吮　　　　　　　　　B. 抗生素治疗
C. 口服中药治疗　　　　　　　　D. 局部湿敷
E. 按摩乳房

（王　诺）

第七章 | 正常新生儿

第一节 正常足月新生儿的生理特点

【知识清单】

1. 定义 新生儿指胎儿出生后**自脐带结扎到出生后 28 日内**的婴儿。足月儿指胎儿娩出胎龄**满 37 周至不足 42 周**，出生**体重≥2 500g** 的新生儿。

2. 新生儿期的生理特点 ①呼吸系统：以**腹式呼吸**为主，呼吸浅而快，出生当日 **40~60 次 /min**。②循环系统：心率波动范围较大，常为 **90~160 次 /min**，易受睡眠、啼哭、发热、吸乳和排便等多种因素的影响而波动。新生儿血液分布多集中在躯干及内脏，肝、脾常可触及，**四肢容易发冷并呈现青紫色**。③消化系统：新生儿食管下部括约肌松弛，**胃呈水平位**，贲门括约肌发育较差，幽门括约肌发育较好，哺乳后易发生**呕吐和溢乳**。新生儿出生后 **12~24 小时**内开始排出墨绿色黏稠状胎粪，若出生 **24 小时**仍未见胎粪排出，应行检查以排除消化道梗阻畸形。④血液系统：新生儿血容量、红细胞计数及血红蛋白含量与脐带结扎的早晚有关。⑤泌尿系统：新生儿滤过功能、调节功能及浓缩功能均较成人低，易发生水、电解质紊乱。生后 **48 小时**仍未排尿，应查是否有泌尿系统畸形或因摄入量不足。⑥神经系统：新生儿**大脑皮质兴奋性低**，睡眠时间长。新生儿出生后可见原始反射。⑦免疫系统：胎儿通过胎盘从母体获得免疫球蛋白 IgG，使其在出生后 **6 个月**内对某些病毒具有免疫力。⑧生殖系统：足月女婴的大阴唇可覆盖小阴唇及阴蒂。⑨体温调节：新生儿**体温调节中枢功能不成熟**，体温易随环境温度的改变而变化。

3. 新生儿常见的特殊生理状态 ①生理性体重下降：新生儿出生后 2~4 日出现，体重下降范围约为出生体重的 6%~9%，一般不超过 10%，10 日内恢复至出生时体重。②生理性黄疸：新生儿出生后 2~3 日出现皮肤、巩膜黄染，4~5 日达高峰，7~10 日自然消退。

第二节 正常新生儿的护理

【知识清单】

1. 护理评估
(1) 健康史：既往史、本次孕产史、新生儿出生日期、时间、性别、体重、**阿普加评分**，出生后检查**有无异常**、新生儿记录是否完整,新生儿腕带固定是否可靠。

(2)身体状况:①测腋下温度为36.5~37.5℃,心率120~140**次**/min,呼吸40~60次/min。②正常身长为45~55cm,正常体重为2 500~4 000g。③观察皮肤、口腔黏膜、头颅的外形、大小、形状,有无**产瘤**、血肿及头皮破损,检查囟门大小和紧张度,有无颅骨骨折和缺损。用手指腹触及眶下,检查眼球是否缺如,眼睛有无水肿和脓性分泌物,巩膜有无黄染或出血点。鼻尖有无粟粒疹,鼻翼有无扇动、分泌物。口腔外观有无唇腭裂,口腔内有无鹅口疮或牙龈粟粒点。外耳有无畸形,外耳道是否通畅,有无分泌物等。测量头围,**正常33~37cm**,平均35cm。④观察颈部对称性、位置、活动度和肌张力,有无斜颈、胸锁乳突肌突出,有无出血所致的肿胀或肿块。⑤观察胸廓形态是否对称,有无畸形。触诊两侧的锁骨是否连续、对称。听诊肺部了解呼吸音是否清晰,有无干、湿啰音等。听诊心脏了解心率、心律,有无杂音。⑥观察腹部外形是否正常,有无包块;脐带残端有无渗血或脓性分泌物。触诊肝、脾大小。听诊肠鸣音是否正常。⑦检查脊柱发育是否正常。评估四肢长短、形状、有无畸形(如指、趾畸形),有无骨折或关节脱位。⑧检查肛门有无闭锁或肛裂、外生殖器有无异常等。⑨检查肌张力及活动情况,观察各种反射。

2.护理措施

(1)一般护理:①房间安静无污染,光线充足、空气流通,**室温保持在24~26℃,相对湿度保持在55%~65%**。②病历上印上其**右脚脚印及其母亲右手示指指印**,右侧手腕上系上写有母亲姓名、床号、住院号、婴儿性别的**腕带**,新生儿床应铺有床垫、配有床围,床上不放危险物品。新生儿室要建立健全的**消毒隔离制度**。③监测新生儿体温、心率、呼吸情况。每日测**4次**体温。

(2)喂养护理:①新生儿喂养方法有**母乳喂养、人工喂养和混合喂养**。世界卫生组织提倡**母乳喂养**,正常足月新生儿鼓励早哺乳,一般生后**半小时内**即可哺乳。②新生儿喂乳应适量;每次喂乳后,让新生儿**竖直趴在肩上**,轻拍其背部,帮助胃内空气排出;喂乳后宜取**侧卧位**。③观察大便:母乳喂养儿大便呈**金黄色**,多为均匀糊状,每日2~3次。牛乳、羊乳、配方乳喂养的新生儿,大便呈淡黄色,每日1~2次。新生儿大便性状及常见原因见表7-1。

表7-1 新生儿大便性状及常见原因

大便性状	常见原因
呈深棕色的水样便,带有泡沫	偏食淀粉或糖类食物过多
臭味、难闻	偏食蛋白质食物过多
淡黄色液状、发亮,量较多	进食过多脂肪
呈绿色,量少,黏液多	饥饿性
呈蛋花样	病毒性肠炎和致病性大肠埃希菌肠炎
呈水样	食物中毒和急性肠炎
排便困难、大便干燥呈颗粒状	饮水少

3. 脐部护理　每日沐浴前应观察脐带残端**是否干燥、有无分泌物**,脐周有无红肿。脐带断端有无感染迹象。如脐带断端被粪便或尿液污染,可用**清洁的水清洗后擦干,保持干燥**。如脐带断端出血,需要**重新结扎脐带**。如脐带断端红肿或流脓,应转诊治疗。

4. 皮肤护理　新生儿出生后 6 小时内用无菌软纱布蘸消毒植物油将头皮、耳后、面部、颈部及其他皱褶处胎脂及血迹轻轻擦净。出生 24 小时后每日沐浴 1 次。

5. 五官的护理　①眼的护理:每日沐浴时用消毒小毛巾自**内眦到外眦**清洁。如患眼结膜炎,可用**金霉素**或红霉素眼膏涂双眼,每 4 小时一次。②口腔护理:鹅口疮在哺乳后半小时用 **2% 碳酸氢钠溶液**清洗口腔后**涂制霉菌素混悬液**,每日 3 次。③耳的护理:清洁耳道及耳后。④鼻的护理:用小棉签蘸温开水轻轻擦拭鼻腔,将块状物取出,保持呼吸道通畅。

6. 臀部护理　应**及时更换尿布**,大便后及时用**温水洗净臀部**。尿布必须兜住整个臀部及外阴,松紧适宜,**不宜垫橡皮或塑料布**。一旦出现红臀或尿布疹,应保持臀部干燥,可用红外线照射 10~20 分钟,每日 2~3 次。若臀部皮肤出现表皮糜烂、脱落,可用消毒植物油或鱼肝油纱布敷于患处;有继发性感染时,涂氧化锌糊剂。

7. 免疫接种　①卡介苗接种:**预防儿童结核病。出生后 12~24 小时内**,在上臂外侧三角肌中部附着处,局部皮肤用 75% 乙醇消毒,皮内注射 0.1ml(其中含 0.05mg 菌苗)。②乙肝疫苗接种:**预防儿童乙型肝炎**。出生后 24 小时内、1 个月、6 个月各接种 1 次,于上臂三角肌中部行肌内注射。乙型肝炎病毒表面抗原(hepatitis B surface antigen, HBsAg)阴性母亲所生的新生儿应主动免疫。HBsAg 阳性或 HBsAg/HBV e 抗原(hepatitis B e antigen, HBeAg)双阳性母亲所生的新生儿用**联合免疫**,即联合应用特异性高效 HBV 免疫球蛋白(hepatitis B immunoglobulin, HBIG)≥100U 和乙肝疫苗。

8. 新生儿出生后 90 分钟内的保健措施　①出生后 1 分钟内:新生儿娩出后,助产人员报告新生儿出生时间(时、分、秒)和性别。立即将新生儿仰卧置于母亲腹部干毛巾上,在 5 秒内开始擦干新生儿,擦干顺序为**眼睛、面部、头、躯干、四肢**,再侧卧位擦干背部。在 20~30 秒内完成彻底擦干。②出生后 1~3 分钟:保持新生儿与母亲持续母婴皮肤接触,同时处理脐带。等待**脐带搏动停止后**(出生后 1~3 分钟)结扎脐带。③出生后 90 分钟内:新生儿与母亲保持母婴皮肤接触至少 **90 分钟**,指导母亲开始母乳喂养。**每 15 分钟**记录 1 次新生儿呼吸、肤色及其他生命体征等。

9. 新生儿沐浴　①**核对信息**,检查全身情况;称量体重;测试水温,抱新生儿于沐浴垫上。②擦洗面部:顺序是**额部→鼻翼→面部→下颌**。洗面部时禁用肥皂水或沐浴液。③清洗头部:用水淋湿头发,再将洗发液涂于手上搓成泡沫后,洗头、颈、耳后,然后用流水冲洗、擦干。④洗全身:**依次洗颈部→腋下→上肢→手→胸→腹→下肢→脚→腹股沟→会阴**;同法洗新生儿后项、背部、臀部,随洗随冲净。注意**洗净皮肤皱褶处**。⑤洗毕,用大毛巾吸干水分,用干棉签蘸干脐窝、外耳道,同时观察皮肤情况,检查各部位,为新生儿垫上尿布,穿好衣服。⑥核对信息,交由家长。指导母亲注意观察新生儿食奶、睡眠、大小便情况。进行母乳喂养、新生儿日常护理等指导。⑦整理用物,洗手、记录。

10. 新生儿抚触　①**核对新生儿信息**;解开衣物,检查全身情况并与新生儿交流;取适量润肤油于手掌内,涂抹均匀,温暖双手。②抚触体位:一般是先仰卧后俯卧,顺序是前额→下颌→头部→胸部→腹部→上肢→下肢→背部→臀部。每个动作重复做 4~6 次，每日 1~2 次，每次 15 分钟为宜。③给新生儿换上尿布，穿好衣服，注意保暖；根据情况进行脐部或臀部护理。④核对信息，交由家长；指导母亲注意观察新生儿食奶、睡眠、大小便情况；进行母乳喂养、新生儿日常护理等指导。⑤用物整理，洗手记录。

【护考训练】

1. 足月儿是指
   A. 胎龄满 14 周至未满 28 周的新生儿　　　B. 胎龄满 28 周至未满 37 周的新生儿
   C. 胎龄满 28 周至未满 42 周的新生儿　　　D. 胎龄满 37 周至未满 42 周的新生儿
   E. 胎龄满 42 周以上的新生儿

2. 关于新生儿期，正确的说法是
   A. 从胚胎发育至出生满 28 日　　　　　　　B. 从胎儿出生后断脐至满 28 日
   C. 从胎儿出生后断脐至满 30 日　　　　　　D. 从受孕至出生后脐带结扎
   E. 从胎儿出生后断脐至满 14 日

3. 新生儿生理性体重下降占出生体重
   A. 5%~10%　　　　　　　　　　　　　　　B. 2%~5%
   C. 6%~9%　　　　　　　　　　　　　　　D. 2%~15%
   E. 7%~20%

4. 新生儿生理性体重下降的恢复时间为出生后
   A. 3 日左右　　　　　　　　　　　　　　　B. 5 日左右
   C. 10 日左右　　　　　　　　　　　　　　D. 15 日左右
   E. 20 日左右

5. 新生儿出生当日，呼吸次数正确的是
   A. 16~20 次 /min　　　　　　　　　　　　B. 20~30 次 /min
   C. 60~80 次 /min　　　　　　　　　　　　D. 120~140 次 /min
   E. 40~60 次 /min

6. 出现新生儿脱水热，护理措施**不当的**是
   A. 立即降低室温　　　　　　　　　　　　　B. 打开包裹散热
   C. 给新生儿喂水　　　　　　　　　　　　　D. 立即给新生儿保暖
   E. 通知医生

7. 新生儿，女，出生第 4 日，出现红臀，有关护理新生儿红臀的措施，**错误的**是
   A. 避免尿液或粪便长时间刺激　　　　　　　B. 便后用温水洗净臀部
   C. 尿布包裹松紧适宜　　　　　　　　　　　D. 垫塑料布防止床单潮湿
   E. 及时更换尿布

8. 方女士，25 岁，因子宫收缩过强，出现急产，对于刚出生的新生儿最恰当的护理措施应为
   A. 与母亲皮肤接触　　　　　　　　　　　　B. 做新生儿抚触
   C. 出生后立即喂葡萄糖水　　　　　　　　　D. 立即进行新生儿沐浴

E. 按医嘱给维生素 K₁ 肌内注射

9. 部分女婴在出生后 3~5 日,可见阴道流出少量血液,这是因为

    A. 阴道黏膜炎症

    B. 阴道腺体未发育成熟

    C. 受母体雌激素的影响而出现的假月经

    D. 细菌感染

    E. 产道感染

10. **不符合**正常足月新生儿外表特点的一项是

    A. 皮肤红润   B. 四肢呈伸直状

    C. 头发分条清楚   D. 耳壳软骨发育良好

    E. 足纹遍及整个足底

11. 新生儿女,日龄 4 日,出生后第 3 日发现乳腺肿大。目前应采取的护理措施为

    A. 立即报告医生,及时诊疗   B. 将内容物挤出,以免病情变化

    C. 预防性使用抗生素   D. 无须处理,并告知家长正确认识

    E. 对患儿乳房进行常规消毒

12. 应让家长了解新生儿期已接种的疫苗是

    A. 麻疹减毒活疫苗   B. 脊髓灰质炎减毒活疫苗

    C. 卡介苗、乙型肝炎疫苗   D. 乙型脑炎疫苗

    E. 百白破混合疫苗

13. 护士向产妇讲解新生儿护理知识,说明新生儿出生后会有一些特殊生理表现,为正常情况。其中**不属于**新生儿特殊生理状况的是

    A. 上皮珠   B. 乳腺肿大

    C. 假月经   D. 马牙

    E. 新生儿脱水热

14. 属于生后 24 小时内的新生儿出现的**异常**情况是

    A. 心率 120 次 /min   B. 吐出少量羊水

    C. 嗜睡状态   D. 面色青紫

    E. 排出墨绿色粪便

15. **不符合**足月新生儿呼吸特点的一项是

    A. 呼吸浅表   B. 频率较快

    C. 以胸式呼吸为主   D. 节律不规则

    E. 每分钟 40~45 次

(16~17 题共用题干)

    新生儿,男,出生后第 3 日,晨间护理时,发现其面部出现黄染,食奶好,大小便正常。

16. 该新生儿可能出现的特殊生理状态是

    A. 肝炎   B. 生理性体重下降

    C. 生理性黄疸   D. 胆道闭锁

E. 病理性黄疸

17. 出现这种特殊生理状态的时间,通常为

    A. 出生后 5~7 日   B. 出生后 1~2 日

    C. 出生后 2~3 日   D. 出生后 7~10 日

    E. 出生后 2~3 周

(18~20 题共用题干)

方女士出现 HBsAg/HBeAg 双阳性,足月顺利分娩一名活男婴,体重 3 500g,新生儿阿普加评分为 10 分,需要阻断母婴间的传播。

18. 对该新生儿采取预防注射最恰当的是

    A. 乙肝疫苗   B. 丙种球蛋白

    C. 乙肝疫苗 + 高效价乙肝免疫球蛋白   D. 乙肝疫苗 + 丙种球蛋白

    E. 高效价乙肝免疫球蛋白

19. 新生儿乙肝疫苗和高效价乙肝免疫球蛋白注射时间正确的为

    A. 高效价乙肝免疫球蛋白于出生后 3 日内注射

    B. 高效价乙肝免疫球蛋白于出生后立即注射

    C. 乙肝疫苗于出生后 1 个月内注射第 1 针

    D. 乙肝疫苗于出生后 6 个月内注射第 1 针

    E. 乙肝疫苗于出生后 6 个月内注射第 2 针

20. 指导母亲为新生儿第 2 次接种乙肝疫苗的时间是

    A. 出生后 1 岁   B. 出生后 3 个月

    C. 出生后 1 个月   D. 出生后 6 个月

    E. 出生后 2 个月

(陈　敏)

第八章 | 妊娠并发症

第一节 流 产

【知识清单】

1. 妊娠终止于不足 28 周、胎儿体重不足 1 000g 者,称为流产。流产发生在 12 周以前者称为早期流产,发生在 12 周至不足 28 周者称为晚期流产。

2. 染色体异常是早期流产最常见的原因。

3. 根据流产发展过程分为先兆流产、难免流产、不全流产、完全流产、稽留流产、复发性流产和流产合并感染。

(1) 先兆流产:停经后,少量阴道流血和下腹轻微疼痛。妇科检查宫口未开,子宫大小与停经周数相符,妊娠物未排出。尿妊娠试验和超声检查结果均正常。临床上以保胎治疗为原则,建议卧床休息,合理营养,禁止性生活,阴道检查注意轻柔,减少刺激。

(2) 难免流产:阴道流血增多,腹痛加剧。妇科检查宫口已开,可有妊娠物堵塞于宫颈口中,子宫大小与停经时间相符或略小。尿妊娠试验阴性或阳性,超声检查常未见胎心搏动。处理原则为尽早排出妊娠物。

(3) 不全流产:阴道流血持续不止或大量阴道流血。妇科检查宫口扩张,子宫小于停经月份。处理原则为立即清除宫腔内残留组织。

(4) 完全流产:阴道流血逐渐停止,腹痛逐渐消失。妇科检查宫口关闭,子宫似正常大小。无须特殊处理。

(5) 稽留流产:死亡的胚胎或胎儿未自然排出。妇科检查宫口关闭,子宫小于停经时间,超声检查未见胎心搏动。处理原则为纠正凝血功能异常后,行刮宫术。

(6) 复发性流产:流产反复发生,多发生在相同的妊娠月份。在明确病因学诊断后,有针对性地给予个性化治疗。宫颈功能不全者于妊娠 12~14 周可酌情行预防性宫颈环扎术。

(7) 流产合并感染:流产过程引起局部或全身感染。处理原则为抗感染及清除妊娠物。

4. 当流产患者大量阴道流血时,配合医生急救,严密监测患者休克有关征象。给氧,保暖,取中凹位,迅速开放静脉通道,做好输液、输血准备。及时做好终止妊娠的准备。

5. 预防感染 应监测感染征象,并严格执行无菌操作规程,加强会阴护理,保持会阴部清洁，维持良好的卫生习惯。遵医嘱进行抗感染治疗。

第二节　异位妊娠

【知识清单】

1. 异位妊娠以输卵管妊娠最多见，最常见的原因是慢性输卵管炎。

2. 输卵管妊娠的病理结局　输卵管妊娠流产、输卵管妊娠破裂、继发性腹腔妊娠、陈旧性宫外孕。

3. **腹痛是输卵管妊娠就诊的最主要症状**，当输卵管妊娠发生流产或破裂时，患者**突然感觉一侧下腹撕裂样剧痛**，常伴恶心、呕吐。典型体征包括**阴道后穹隆饱满，宫颈举痛或摇摆痛**，子宫有漂浮感。**阴道后穹隆穿刺**是一种简单而可靠的辅助检查方法，**腹腔镜检查**是异位妊娠诊断的标准方法，有腹腔内出血时禁用腹腔镜检查。

4. 治疗包括手术治疗、药物治疗和期待治疗。

5. 护理措施　对保守治疗者，应**卧床休息**，**禁止性生活**，保持大便通畅，避免腹部压力增高而诱发出血。当腹腔内出血急救时，应积极配合医生抢救休克，去枕平卧、给氧、**保暖**，建立良好的静脉通道，按医嘱输血、输液，及时补充血容量。

第三节　妊娠剧吐

【知识清单】

妊娠剧吐是指妊娠早期孕妇出现**严重持续的恶心、呕吐**，并引起脱水、酮症酸中毒，需要住院治疗的情况。

妊娠剧吐表现为**皮肤、黏膜干燥**，眼窝下陷，**脉搏稍加快**，血压下降，体温轻度升高。**体重下降，明显消瘦，口唇干裂，皮肤弹性差**且干燥，眼球凹陷及尿量减少等。器官功能受损时可出现皮肤黄疸甚至意识模糊及昏睡。

当严重呕吐并发酮症或出现严重并发症时，需要住院治疗。

第四节　妊娠期高血压疾病

【知识清单】

妊娠期高血压疾病为妊娠期特有的疾病，包括妊娠高血压、子痫前期、子痫、慢性高血压并发子痫前期以及慢性高血压合并妊娠。本病的基本病理生理变化是全身小动脉痉挛、内皮损伤及局部缺血。

1. 临床表现

（1）妊娠高血压：表现为妊娠 20 周后首次出现收缩压≥140mmHg 和 / 或舒张压

≥90mmHg；尿蛋白（-）。收缩压≥160mmHg 和 / 或舒张压≥110mmHg 为重度妊娠高血压，于产后 12 周内恢复正常。

（2）子痫前期：表现为妊娠 20 周后收缩压≥140mmHg 和 / 或舒张压≥90mmHg，或伴有蛋白尿、重要器官（心、肺、肝、肾等）等损伤。下述表现出现任 1 项为重度子痫前期：收缩压≥160mmHg 和 / 或舒张压≥110mmHg；持续性头痛、视觉障碍或其他中枢神经系统异常表现；肾功能受损；血液系统异常；转氨酶水平异常；心力衰竭；肺水肿；胎儿生长受限或羊水过少、死胎、胎盘早剥等。

（3）子痫：子痫前期基础上发生不能用其他原因解释的强直性抽搐甚至昏迷，称为子痫，包括产前子痫和产后子痫。

（4）慢性高血压并发子痫前期：妊娠 20 周前无蛋白尿，妊娠 20 周后出现尿蛋白定量≥0.3g/24h 或随机尿蛋白≥（+）；或妊娠 20 周前有蛋白尿，妊娠 20 周后尿蛋白量明显增加；或出现血压进一步升高等上述重度子痫前期的任何 1 项表现。

（5）慢性高血压合并妊娠：既往存在高血压或在妊娠 20 周前发现收缩压≥140mmHg 和 / 或舒张压≥90mmHg，妊娠期无明显加重；或妊娠 20 周后首次发现高血压但持续到产后 12 周以后。

2. 处理原则　休息、解痉、镇静，积极降压，有指征地利尿和扩容，密切监测母儿状态、适时终止妊娠并做好产后管理。

3. 主要护理措施　①一般护理包括左侧卧位休息、饮食均衡（非全身水肿者不宜严格限制钠盐摄入）、加强母儿监测。②病情观察包括血压（为保证子宫胎盘血流灌注，血压不可低于 130/80mmHg）、尿蛋白、体重、自觉症状、眼底变化以及有无胎盘早剥、弥散性血管内凝血（disseminated intravascular coagulation，DIC）等并发症。③加强胎儿监护包括监测胎心、胎动。④做好用药护理，严格遵医嘱用药并观察疗效和副反应，尤其是硫酸镁用药护理，用药之前应评估膝反射必须存在、呼吸≥16 次 /min、尿量不少于 400ml/24h 或不少于 17ml/h。用药过程中严密监护，并备好 10% 葡萄糖酸钙溶液，一旦出现中毒反应（包括膝反射消失、呼吸抑制、全身肌张力下降、心脏抑制甚至心搏骤停），应立即静脉注射 10ml（5~10 分钟），直至呼吸、排尿、神经系统功能恢复（必要时间隔 1 小时用药，但 24 小时内不超过 8 次）。⑤医护配合抢救子痫患者包括应用硫酸镁或冬眠合剂快速控制抽搐、确保患者安全、避免刺激、保持呼吸道通畅并给予吸氧缓解缺氧症状、严密观察病情，并迅速做好剖宫产终止妊娠的准备。可以阴道试产者，做好产程管理措施包括严密观察产程进展情况，监测胎心、胎动情况，实施阴道助产缩短第二产程，正确处理胎盘，并积极防治产后出血，可用缩宫素加强宫缩，禁止使用麦角新碱。同时做好心理支持和健康指导。

第五节　早　产

【知识清单】

1. 妊娠满 28 周至不满 37 足周（196~258 日）之间分娩者称为早产，分为胎膜完整早产、胎膜早破早产和治疗性早产。此时娩出的新生儿称为早产儿，出生体重多小于2 500g，各器官发育尚不成熟，新生儿发病率与死亡率均增高，是围生儿死亡的主要原因之一。

2. 临床表现　主要为子宫收缩，部分孕妇可伴有少量阴道出血或阴道排液。①先兆早产是指妊娠满 28 周但不足 37 周，出现规律宫缩，持续时间≥30 秒，伴有宫颈管进行性缩短（阴道超声检查宫颈长度<20mm），但是宫口尚未扩张。②早产临产是指妊娠满 28 周但不足 37 周，出现规律宫缩（20 分钟≥4 次或 60 分钟≥8 次），伴有宫颈管缩短（≥80%）和宫口扩张 1cm 以上。

3. 处理原则　如胎儿存活、胎膜未破、无胎儿窘迫、无严重妊娠合并症及并发症者，应抑制宫缩，尽可能延长孕周。如胎膜已破，早产已不可避免，应尽可能提高早产儿的存活率，具体措施包括抑制宫缩、促胎肺成熟和保护中枢神经系统、控制感染和正确处理产程。

4. 主要护理措施　①延长孕周以提高早产儿的存活率：减少刺激，左侧卧位休息，吸氧，观察病情变化。遵医嘱用药，硫酸镁对妊娠 32 周前早产胎儿中枢神经系统有保护作用，可降低早产儿的脑瘫风险及其严重程度；妊娠不足 35 周的先兆早产应给予 1 个疗程的糖皮质激素治疗以促胎肺成熟。用法：地塞米松 6mg 肌内注射，12 小时重复 1 次，连续4 次；倍他米松 12mg 肌内注射，24 小时重复 1 次，共 2 次。②协助医生做好分娩管理：做好会阴侧切术的准备和早产儿抢救准备等。③加强早产儿护理。④做好心理支持和健康指导。

第六节　过期妊娠

【知识清单】

1. 过期妊娠　指平时月经周期规律，妊娠达到或超过 42 周（≥294 日）尚未分娩者，可出现胎盘功能减退和羊水过少。

2. 临床表现　胎盘功能正常者，多形成巨大胎儿；若胎盘功能不良，可导致胎儿生长发育受限。胎盘功能减退者常伴发羊水过少，羊水污染率增高，分娩期易出现胎儿窘迫。10%~20% 过期妊娠者并发胎儿成熟障碍综合征。

3. 处理原则　一旦确诊，应尽快终止妊娠，根据胎盘功能、胎儿大小、宫颈成熟度等综合分析，选择适当的分娩方式。宫颈评分（毕晓普评分）>7 分者，无胎儿窘迫及头盆不称者应给予引产。

4. 主要护理措施　一般护理如指导孕妇自测胎动、左侧卧位、吸氧等。做好缩宫素引产的用药护理。正确处理产程，包括适时人工破膜术，必要时行会阴切开和阴道助产术以缩短第二产程，做好新生儿抢救准备及护理配合，产后及时给予缩宫素，检查缝合软产道，防治产后出血。做好心理支持和健康指导。

第七节　妊娠肝内胆汁淤积症

【知识清单】

1. 妊娠肝内胆汁淤积症（intrahepatic cholestasis of pregnancy，ICP）为妊娠中晚期特有的并发症，临床上以皮肤瘙痒和胆汁酸升高为特征，可能与孕期体内雌激素增高有关，主要危害在于胎儿，使围产儿的并发症、死亡率增高。

2. **临床表现**　①皮肤瘙痒为 ICP 的首要表现，初期为手掌、脚掌或脐周瘙痒，可逐渐加剧而延及四肢、躯干及颜面部，瘙痒呈持续性，程度不一，白昼较轻、夜间加重。②部分患者瘙痒后 2~4 周可出现黄疸，程度为轻度、中度，一般不随着孕周的增加而加重，黄疸与胎儿预后密切相关，多在产后 1~2 周内消退。③患者四肢及腹部皮肤可见抓痕。④肝大但质地软，有轻度压痛。⑤依据病情临床可分为：轻度，血清总胆汁酸（total bile acid，TBA）为 10~39.9μmol/L，主要症状为瘙痒，无其他明显症状。重度，血清 TBA≥40μmol/L，症状严重伴有其他情况，如多胎妊娠、妊娠期高血压疾病、复发性 ICP、既往有因 ICP 死胎史或新生儿窒息死亡史等。满足以上任何一条即为重度。⑥血清胆酸升高是诊断 ICP 最主要实验室证据。

3. **处理原则**　缓解瘙痒症状，改善肝功能，降低血胆汁酸水平，加强胎儿监护，延长孕周，改善妊娠结局。临床以对症治疗和保肝治疗为主。

4. **主要护理措施**　一般护理包括左侧卧位休息、合理饮食加强营养（避免高脂饮食）以及吸氧提高胎儿的血氧供应。做好皮肤护理，保持清洁、使用止痒药等。严密监测胎心和胎动，发现异常及时处理。遵医嘱用药，观察疗效及副作用。协助医生做好产程管理，积极防治产后出血。做好新生儿的抢救准备和一般护理。做好心理支持和健康指导。

【护考训练】

1. 流产为胎儿体重不足 1 000g，妊娠终止于不足

    A. 24 周　　　　　　　　　　　B. 28 周

    C. 30 周　　　　　　　　　　　D. 32 周

    E. 34 周

2. 晚期复发性流产的主要原因是

    A. 胎儿染色体异常　　　　　　B. 黄体功能不全

    C. 胎儿畸形　　　　　　　　　D. 胎位异常

    E. 子宫颈内口松弛

3. 先兆流产与难免流产的主要区别是

    A. 出血时间长短　　　　　　　B. 下腹痛的程度

    C. 妊娠试验阳性或阴性　　　　D. 宫口开大与否

    E. 子宫是否与停经时间相符

4. 复发性流产是指

    A. 连续自然流产 2 次或 2 次以上　　B. 流产 3 次以上

C. 反复流产

D. 自然流产连续发生 3 次或 3 次以上

E. 连续流产 3 次或 3 次以上

5. 异位妊娠最常见的发生部位是

A. 宫颈

B. 卵巢

C. 输卵管

D. 阔韧带

E. 腹腔

6. 异位妊娠患者就诊的主要症状是

A. 停经

B. 恶心、呕吐

C. 腹痛

D. 晕厥

E. 阴道流血

7. ICP 患者的首发症状是

A. 黄疸

B. 食欲减退

C. 胎动减少

D. 胎心消失

E. 皮肤瘙痒

8. 下列**不属于**重度 ICP 的指标是

A. 全身黄疸

B. 瘙痒严重

C. 血清 TBA 35μmol/L

D. 既往有因 ICP 死胎史

E. 复发性 ICP

9. 当妊娠期高血压疾病使用大量硫酸镁治疗时,首先出现的中毒反应是

A. 心率减慢

B. 呼吸减慢

C. 尿量减少

D. 膝反射消失

E. 心搏骤停

10. 妊娠期高血压疾病的基本病理变化是

A. 高血压

B. 水肿

C. 蛋白尿

D. 全身小血管痉挛

E. 弥散性血管内凝血

11. 下述**不是**诊断为早产临产依据的是

A. 孕龄<37 周

B. 宫颈管消退≥80%

C. 子宫收缩规律

D. 进行性宫颈口扩张 1cm 以上

E. 胎先露达坐骨棘水平

12. 下列预防早产儿呼吸窘迫综合征的药物是

A. 维生素 K_1

B. 地塞米松

C. 地西泮

D. 氨基酸

E. 尼可刹米

13. **不属于**早产原因的是

A. 双胎妊娠

B. 宫颈机能不全

C. 绒毛膜羊膜炎

D. 胎膜早破

E. 胎儿脑积水

14. 关于过期妊娠,下列正确的是

    A. 凡预产期超过 2 周,尚未临产者均为过期妊娠

    B. 妊娠过期时间愈长,胎儿体重愈大

    C. 过期妊娠易发生胎儿窘迫

    D. 毕晓普评分<7 分者应积极行缩宫素引产

    E. 过期妊娠常伴有羊水过多

15. 下列关于过期妊娠的叙述,**错误的**是

    A. 诊断时应首先核对末次月经

    B. 胎盘功能减退者应立即终止妊娠

    C. 一旦确诊应立即剖宫产

    D. 凡月经周期规则者,妊娠≥42 周尚未分娩者为过期妊娠

    E. 过期妊娠可导致胎儿窘迫

16. 判断 ICP 病情严重程度和胎儿预后的最敏感指标是

    A. 血脂   B. 胆汁酸

    C. 谷丙转氨酶   D. 谷草转氨酶

    E. 胆红素

17. 关于输卵管妊娠破裂的临床表现,下列**错误的**是

    A. 可引起晕厥和休克

    B. 宫颈举痛

    C. 多见于停经 6 周左右的输卵管峡部妊娠

    D. 休克程度与阴道出血量成正比

    E. 后穹隆穿刺抽出不凝血

18. 胚胎或胎儿已死亡滞留宫腔内,未能及时排出者属于

    A. 先兆流产   B. 稽留流产

    C. 不全流产   D. 难免流产

    E. 感染性流产

19. 流行病学资料显示,与 ICP 的发病相关的激素是

    A. 雌激素   B. 孕激素

    C. 胎盘催乳素   D. 肾上腺皮质激素

    E. 垂体催乳素

20. 张女士,已婚,29 岁,停经 40 余日,阴道少许流血,下腹部微痛。妇科检查:宫口闭合,子宫如孕 6 周大小,软。妊娠试验(+)。下列护理指导**不恰当**的是

    A. 绝对卧床休息   B. 少摄入纤维素含量高的食品

    C. 保持外阴清洁   D. 心理调适

    E. 按医嘱用药

 21. 李女士,已婚,32 岁,停经约 50 日,阴道少许流血 4 日,今晨突感右下腹剧烈腹痛,伴恶心呕吐、头晕。入院查体:脉搏 122 次/min,血压 70/40mmHg,面色苍白,腹部移动性浊音阳性。妇科检查:宫颈着色,举痛和摇摆痛,右侧附件区压痛明显。辅助检查:

尿妊娠试验阳性。为明确诊断,该女士首选的辅助检查是

    A. 血 hCG   B. 阴道后穹隆穿刺

    C. B超   D. 诊断性刮宫

    E. 腹腔镜

22. 刘女士,30岁,G_1P_0,孕28周,下肢水肿1周入院。护士为其进行产科检查后,认为其患有重度子痫前期。最主要的诊断依据是

    A. 水肿蔓延至外阴   B. 体重75kg

    C. 尿蛋白(+)   D. 轻微头痛、头晕等症状

    E. 血压160/105mmHg

23. 王女士,26岁,G_1P_0,孕32周,小腿水肿1周,诊断子痫前期,医生建议门诊随访。护士给予的健康指导中**不应包括**

    A. 休息时采取左侧卧位为宜   B. 按时计数胎动

    C. 保证充足的睡眠   D. 严格控制食盐摄入,2~3g/d

    E. 适量补充铁和钙剂

24. 徐女士,35岁,经产妇,孕34周,主诉下肢水肿伴头痛、眼花1周入院。检查:血压170/110mmHg,尿蛋白定量2.5g/24h,双下肢水肿至大腿根部。视网膜水肿,动脉静脉直径比是1:2。该孕妇目前应诊断为

    A. 子痫前期   B. 重度子痫前期

    C. 妊娠期高血压疾病   D. 慢性高血压合并妊娠

    E. 妊娠合并慢性肾炎

25. 陈女士,30岁,末次月经2024年7月9日,于2025年3月2日出现下腹阵发性疼痛,阴道少许血性分泌物,遂急诊入院。下述护理措施,正确的是

    A. 立即剖宫产终止妊娠   B. 使用宫缩剂促进宫缩

    C. 注射硫酸镁促胎肺成熟   D. 注射维生素K_1预防早产儿颅内出血

    E. 胎儿小,禁止行会阴切开术

26. 聂女士,32岁,妊娠32周,因腹部阵痛伴少量阴道出血就诊,以往曾有3次早产史。主要处理是

    A. 抑制宫缩,促进胎肺成熟   B. 左侧卧位休息

    C. 给予苯巴比妥镇静   D. 观察病情,无须处理

    E. 给予氧气吸入,并给予止血剂

27. 李女士,初孕妇,妊娠42^{+4}周,医生决定为其终止妊娠,而该孕妇不愿意。下列处理方法,**错误的**是

    A. 耐心向孕妇解释过期妊娠对胎儿的危害

    B. 说服孕妇配合治疗

    C. 密切观察病情

    D. 监测胎心与胎动

    E. 同意孕妇的意见,等待自然临产

28. 谢女士,30岁,宫内妊娠12周,少量阴道流血,轻微下腹痛。妇科检查:宫口未

开,胎膜未破,子宫大小与停经周数相符。该患者应诊断为

    A. 先兆流产   B. 难免流产

    C. 不全流产   D. 稽留流产

    E. 复发性流产

29. 张女士,32 岁,已婚。平时月经规则,现停经 50 日,突然右下腹撕裂样疼痛,有便意,并有少量阴道流血。身体评估发现全腹压痛,右侧为甚,面色苍白、痛苦面容。护士为患者提供护理措施的依据是

    A. 先兆流产   B. 难免流产

    C. 输卵管妊娠破裂   D. 急性盆腔炎

    E. 卵巢囊肿蒂扭转

30. 叶女士,26 岁,停经 50 日,阴道少量流血伴下腹部隐痛 1 周,近 3 日腹痛加剧,出血量增多。检查:宫口已开,子宫如孕 7 周大小,尿妊娠试验(−)。该患者可能性最大的是

    A. 先兆流产   B. 难免流产

    C. 不全流产   D. 稽留流产

    E. 异位妊娠

31. 刘女士,32 岁,G_1P_0,妊娠 36 周。主诉视物不清 2 日,今晨发生抽搐 1 次急诊入院,血压 170/130mmHg,患者再次发生抽搐。此时护士首选的急救措施应是

    A. 取头低侧卧位,保持呼吸道通畅,吸氧

    B. 患者安置在安静、暗光的单人病房

    C. 各项治疗护理操作尽量集中进行

    D. 加床挡防止受伤

    E. 密切观察生命体征

32. 刘女士,初产妇,平时月经规律,诊断为"妊娠期高血压疾病",现停经 32 周。停经 20 周开始自觉胎动,但近 3 周自觉胎动消失。B 超检查提示"宫内死胎,胎儿大小相当于孕 27 周"。该患者引产前应特别注意做的检查是

    A. 监测血糖   B. 检查心功能

    C. 检查肝功能   D. 检查肾功能

    E. 做凝血功能检查

(33~34 题共用题干)

徐女士,已婚,34 岁,孕 12 周,阴道少量流血伴下腹隐痛 36 小时,现下腹疼痛加剧,阴道排出 1 块肉样组织物,伴大量阴道流血,面色苍白。妇科检查:宫口已开,有组织物堵塞宫口,子宫较孕周小。

33. 该女士的诊断首先考虑可能为

    A. 先兆流产   B. 难免流产

    C. 不全流产   D. 稽留流产

    E. 感染性流产

34. 关于护士提供的护理措施,**不恰当的**是

    A. 首先通知医生再进行抢救   B. 严密监测生命体征

C. 立即做好终止妊娠的准备
D. 建立静脉通道,遵医嘱输血、输液治疗
E. 将清宫刮出物送病理检查

(35~36题共用题干)

陈女士,孕39周,因头痛、眼花、恶心、呕吐就诊。测血压170/110mmHg,尿蛋白(+++),呼吸、脉搏正常,以"重度子痫前期"收入院,遵医嘱给予硫酸镁治疗。

35. 医生停药的指征是

    A. 呼吸20次/min
    B. 心率72次/min
    C. 膝反射消失
    D. 血压120/75mmHg
    E. 24小时尿量1 000ml

36. 患者一旦发生抽搐时,首选的护理措施是

    A. 加床挡,防止受伤
    B. 使患者取头低侧卧位,保持呼吸道通畅
    C. 快速开放静脉通道
    D. 置患者于单人暗室、保持安静
    E. 用拉舌钳固定舌头,防止舌后坠

(37~40题共用题干)

陈女士,36岁,孕35周,主诉下肢水肿2周伴有疲乏、头痛及视物模糊2日就诊。检查:血压180/126mmHg,尿蛋白6g/24h,下肢水肿(+++)。追问病史,陈女士1个月前血压为150/100mmHg,既往体健,家族无高血压病史;子宫大小与孕周相符,胎方位骶左前位,胎心率130次/min,无宫缩,胎膜未破。

37. 该患者最可能的诊断是

    A. 慢性高血压合并妊娠
    B. 慢性高血压并发子痫前期
    C. 轻度子痫前期
    D. 重度子痫前期
    E. 急性高血压脑病

38. 此时最佳处理方法是

    A. 镇静
    B. 降压
    C. 利尿
    D. 解痉
    E. 解痉+降压

39. 解痉首选药物是

    A. 地西泮
    B. 硫酸镁
    C. 盐酸哌替啶
    D. 冬眠合剂
    E. 苯巴比妥

40. 该患者目前最主要的护理问题是

    A. 知识缺乏
    B. 体液过多:水肿
    C. 有跌倒的危险
    D. 潜在并发症:子痫
    E. 潜在并发症:胎儿窘迫

(41~43题共用题干)

聂女士,初孕妇,28岁,妊娠33周,昨晚突然出现阵发性腹痛伴少量阴道流血1小时

急诊入院。产检：胎位枕左前位，胎心 142 次/min，宫缩持续 30 秒，间隔 4~5 分钟，强度中等，胎膜未破，宫口开大约 1.5cm，胎先露 S^{-3}。

41. 下述护理措施中，**错误的**是
    A. 立即人工破膜　　　　　　　　　B. 观察胎心、胎动
    C. 遵医嘱用药抑制宫缩　　　　　　D. 慎做肛门检查、阴道检查
    E. 卧床休息，宜取左侧卧位

42. 下列关于产时处理的描述，**错误的**是
    A. 给予产妇吸氧，加强胎心监护　　B. 观察宫缩及产程进展
    C. 常规会阴切开和产钳助产　　　　D. 延长 30~120 秒断脐
    E. 防治产后出血

43. 关于早产预防的描述，**错误的**是
    A. 孕期加强营养　　　　　　　　　B. 防治下生殖道感染
    C. 避免诱发宫缩的活动　　　　　　D. 积极治疗妊娠并发症与合并症
    E. 宫颈内口松弛者于妊娠 8~10 周行宫颈内口环扎术

（44~46 题共用题干）

张女士，已婚，30 岁，停经 49 日，自查尿妊娠试验弱阳性。今日突然发生左下腹撕裂样疼痛，头晕、心悸，晕倒在工作室，遂急诊入院。

44. 该患者最可能发生的疾病是
    A. 不全流产　　　　　　　　　　　B. 完全流产
    C. 稽留流产　　　　　　　　　　　D. 难免流产
    E. 异位妊娠

45. 诊断该疾病较简单可靠的方法是
    A. 妊娠试验　　　　　　　　　　　B. B 超检查
    C. 阴道后穹隆穿刺　　　　　　　　D. 立即清宫
    E. 妇科检查

46. 下列护理措施，**不恰当的**是
    A. 严密监测生命体征　　　　　　　B. 观察腹痛和阴道流血
    C. 积极抢救　　　　　　　　　　　D. 积极做好腹部手术准备
    E. 积极做好清宫术准备

（47~49 题共用题干）

李女士，G_1P_0，孕 39 周，上次产前检查示胎位枕左前位，已入盆。因持续性剧烈腹痛伴有少量阴道出血 2 小时急诊入院。检查血压 160/110mmHg，下腹部压痛明显，子宫压痛，硬如木板，宫口未开，胎心音 110 次/min，胎位未触清。

47. 该患者的诊断最大可能性为
    A. 先兆子宫破裂　　　　　　　　　B. 胎盘早剥
    C. 前置胎盘　　　　　　　　　　　D. 正常临产
    E. 先兆早产

48. 该患者正确的处理方案为

A. 缩宫素静脉滴注引产　　　　　　B. 待其自然分娩

C. 立即行剖宫产术　　　　　　　　D. 破膜引产

E. 立即阴道助娩

49. 与该患者病情**无关的**并发症是

A. 急性肾衰竭　　　　　　　　　　B. DIC

C. 胎位异常　　　　　　　　　　　D. 产后出血

E. 羊水栓塞

（50~51题共用题干）

　　王女士，28岁，妊娠34周，主诉水肿伴头痛、视物模糊3日。检查：血压160/115mmHg，水肿（+），尿蛋白定量5.5g/24h。临床诊断为重度子痫前期。医嘱给予地西泮、硫酸镁等药物。

50. 应用硫酸镁期间，应该准备的解毒药物是

A. 10%葡萄糖酸钙溶液　　　　　　B. 10%葡萄糖酸钠溶液

C. 10%葡萄糖溶液　　　　　　　　D. 10%碳酸氢钠溶液

E. 10%枸橼酸钙溶液

51. 下列预防子痫发作的护理措施中，**错误的**是

A. 嘱患者绝对卧床休息　　　　　　B. 保持病房光线充足

C. 保持环境安静　　　　　　　　　D. 各项治疗操作集中进行

E. 监测生命体征及神志变化

（52~54题共用备选答案）

A. 难免流产　　　　　　　　　　　B. 先兆流产

C. 稽留流产　　　　　　　　　　　D. 不全流产

E. 完全流产

52. 阴道流血量多，妇科检查见宫口开大，子宫小于停经月份，可能是

53. 阴道流血逐渐减少，腹痛逐渐消失，妇科检查见宫口闭合，可能发生了

54. 停经40日，阴道血性分泌物，无腹痛，妊娠试验阳性，可能发生了

（55~57题共用备选答案）

A. 月经规律，妊娠达到或超过42周者　　B. 妊娠在28周之前终止者

C. 受精卵在子宫体腔以外着床发育　　　D. 妊娠满28周不足37周间终止者

E. 妊娠满28周以上

55. 过期妊娠是指

56. 流产是指

57. 早产是指

（李金芝　左欣鹭）

第九章 | 妊娠合并症

第一节 心 脏 病

【知识清单】

1. 妊娠合并心脏病**在我国孕产妇死因顺位中居第 2 位**，是最常见的非直接产科死因。其主要死亡原因是**心力衰竭和感染**。

2. 妊娠、分娩对心脏病的影响

(1) 妊娠期：血容量逐渐增多，至 32~34 周达高峰，血容量增加 40%~45%，心排血量增加，心率增快；子宫增大，膈肌上升，心脏向左向上移位，机械性地增加了心脏负担。

(2) 分娩期：为心脏负担最重的时期，易引起心力衰竭。第二产程时心脏的负担最重。

(3) 产褥期：产后 3 日，尤其 24 小时内，血容量暂时性增加，使心脏负担再度加重。

妊娠 32~34 周、分娩期及产后 3 日是心脏负担最重的时期，易发生心力衰竭，临床上应给予密切监护。

3. 妊娠合并心脏病的种类 分为**结构异常性心脏病、功能异常性心脏病和妊娠期特有心脏病** 3 类。以**结构异常性心脏病**为主，其中**先天性心脏病**发病率最高。

4. 早期心力衰竭 ①轻微活动后即出现胸闷、心悸、气短。②休息时心率超过 110 次/min，呼吸超过 20 次/min。③夜间常因胸闷而坐起呼吸或到窗口呼吸新鲜空气。④肺底部出现少量持续性湿啰音，咳嗽后不消失。

5. 处理原则及护理要点 根据心脏病的种类、病变的程度、心功能分级等因素来分析可否承受妊娠、分娩。不宜妊娠者应在妊娠早期行治疗性人工流产。

(1) 妊娠期：①合理饮食，整个孕期**体重增加不超过 12kg**。加强孕期保健，发现异常应及时住院治疗。②减轻心脏负担，积极**防治诱发心力衰竭的因素**。③积极控制心力衰竭，**不主张预防性地应用洋地黄**。④密切观察病情，孕期经过顺利者，也应在妊娠 36~38 周提前入院待产。

(2) 分娩期：选择适宜的分娩方式，主张对心脏病产妇**放宽剖宫产术指征**。心脏病妊娠风险低且心功能 I 级者，可在严密监护下经阴道分娩，其余可选择剖宫产。密切观察心功能变化，尽量缩短第二产程。胎儿娩出后立即在**产妇腹部放置沙袋**，以防诱发心力衰竭。**预防产后出血**，可应用缩宫素，禁用麦角新碱。

(3) 产褥期：①产后 1 周内，尤其是产后 3 日内，应卧床休息并严密观察。②心脏病妊娠风险低且心功能Ⅰ级者建议哺乳,不宜哺乳者应及时回乳。③应用抗生素预防控制感染。④指导产妇选择有效避孕,不宜再妊娠者建议行绝育手术。

第二节　糖　尿　病

【知识清单】

1. 根据《妊娠期高血糖诊治指南(2022):第一部分》,将 2014 版指南中妊娠合并糖尿病的概念更新为**妊娠期高血糖**,包括下列 3 种类型:①孕前糖尿病合并妊娠(pregestational diabetes mellitus,PGDM)。②妊娠期糖尿病(gestational diabetes mellitus,GDM)。③糖尿病前期,包括空腹血糖受损(impaired fasting glucose,IFG)和糖耐量受损(impaired glucose tolerance,IGT)。

2. 妊娠、分娩对糖尿病的影响

(1) 妊娠期:妊娠早期,**孕妇空腹血糖低于非孕妇**,孕妇长时间空腹易发生低血糖和酮症酸中毒。妊娠中晚期,孕妇体内**抗胰岛素样物质增加**,使孕妇对胰岛素的敏感性随孕周增加而降低。

(2) 分娩期:子宫收缩及产妇进食减少导致大量糖原被消耗;临产后**血糖发生较大波动**,若不及时调整胰岛素用量,更易发生低血糖和酮症酸中毒。

(3) 产褥期:胎盘分泌的抗胰岛素样物质迅速消失,**胰岛素需要量相应减少**,如不及时调整胰岛素用量,极易发生低血糖。

3. 建议所有孕妇在首次产前检查时进行空腹血糖(fasting plasma glucose,FPG)筛查以排查孕前漏诊的糖尿病,FPG≥5.6mmol/L 可诊断为妊娠合并 IFG。建议对所有尚未被诊断为 PGDM 或 GDM 的孕妇,**于妊娠 24~28 周及 28 周后首次就诊时行 75g 口服葡萄糖耐量试验(oral glucose tolerance test,OGTT)**。有 GDM 高危因素者或医疗资源缺乏地区,可于妊娠 24~28 周进行 FPG 检查。

4. 处理原则及护理要点

(1) 糖尿病妇女于妊娠前应确定糖尿病严重程度,评估妊娠风险及调整用药方案。

(2) 妊娠期高血糖患者需要**加强产前检查**,在内科和产科医师的密切监测下,积极进行**饮食控制、运动疗法、药物治疗**,控制血糖在正常范围,防止并发症,降低围生儿死亡率,选择适当的分娩时机和方式。

(3) 分娩期:密切观察产程进展,**剖宫产或阴道分娩当日早晨胰岛素应改为静脉滴注**,及时监测血糖、尿糖和尿酮体,及时**调整胰岛素的用量**。

(4) 产后根据血糖值重新评估胰岛素的用量。预防产后出血和感染,新生儿娩出 30 分钟后开始定时口服 25% 葡萄糖溶液,**预防新生儿低血糖**。

【难点解析】

医学营养疗法:目的是保证孕妇和胎儿的合理营养摄入,维持血糖在正常范围,避免低血糖、饥饿性酮症、餐后高血糖、胎儿生长受限等并发症的发生。

第三节　病毒性肝炎

【知识清单】

1. 妊娠合并重型肝炎是我国孕产妇死亡的主要原因之一。

2. 妊娠、分娩与病毒性肝炎的相互影响

(1) 孕妇的新陈代谢率比非孕期增加，营养物质消耗增多，大量雌激素在肝内代谢灭活，胎儿的代谢产物也需要在母体肝内解毒，分娩时孕妇体力消耗等因素均可致**肝脏负担加重**，孕妇易感染病毒性肝炎，也容易使原有病毒性肝炎者的病情加重。

(2) 产妇因肝功能受损、凝血因子合成功能减退，容易发生**产后出血**。重症肝炎患者常并发 DIC。肝炎病毒可通过垂直传播而感染胎儿，胎儿畸形发生率增高，易造成流产、早产、死胎。

3. **重症肝炎**的表现　起病急，病情重，表现为畏寒发热、皮肤巩膜黄染迅速，尿色深黄，食欲极度减退，频繁呕吐，腹胀腹水，肝脏进行性缩小，肝臭味，出现肝性脑病表现，如嗜睡、烦躁、神志不清、昏迷。全身有出血倾向，急性肾衰竭，肝肾综合征。

4. 处理原则及护理要点

(1) 肝炎患者原则上不宜妊娠。最佳的受孕时机是肝功能正常，血清 HBV、脱氧核糖核酸低水平，肝脏超声无特殊改变。

(2) 妊娠后，病情较轻者主要采用**护肝**、**对症**、**支持疗法**，防治妊娠期高血压疾病等。出现黄疸者应立即住院治疗，防止重症肝炎的发生。

(3) 加强分娩监护，缩短第二产程，防止产道损伤。防止产后出血，预防感染。

(4) HBsAg 阳性产妇的新生儿，尽早**联合使用乙型肝炎免疫球蛋白和乙型肝炎疫苗**，可有效阻断 HBV 垂直传播。

第四节　贫　血

【知识清单】

1. 妊娠期贫血的**诊断标准**为血红蛋白值<110g/L 及血细胞比容<0.33。

2. 分类

(1) 按程度分类：轻度贫血（100~109g/L）、中度贫血（70~99g/L）、重度贫血（40~69g/L）和极重度贫血（<40g/L）。

(2) 按类型分类：缺铁性贫血、巨幼细胞贫血、再生障碍性贫血等。孕妇合并贫血以**缺铁性贫血最常见**。

3. 贫血对母儿的影响

(1) 贫血孕妇的抵抗力低下，在妊娠和分娩期间的风险也会增加。重度贫血可导致贫血性心脏病、妊娠期高血压疾病性心脏病、产后出血、失血性休克、产褥感染等并发症。

(2) 当孕妇缺铁严重时，经胎盘供氧和营养物质不足，容易导致胎儿生长受限、胎儿窘迫、早产、死胎或死产等。

4. 处理原则　为祛除病因、补充铁剂,加强监护,治疗并发症。

(1) 祛除病因:治疗易引起贫血的疾病。

(2) 补充铁剂:可口服给药或注射铁剂。

(3) 必要时输血:可少量多次输红细胞悬液或全血,避免诱发急性左心衰竭。

(4) 严密监测产程:预防产后出血和产褥感染。

5. 护理要点

(1) 加强产前检查,适当增加营养,注意饮食搭配。严密观察病情变化,指导孕妇正确补充铁剂。

(2) 临产后配血备用,密切观察产程进展,缩短第二产程,防止产后出血,预防感染。

(3) 产后保证足够的休息及营养,加强会阴部护理,指导母乳喂养,贫血未纠正者应继续治疗。

第五节　急性阑尾炎

【知识清单】

1. 妊娠合并急性阑尾炎是妊娠期最常见的外科急腹症,**妊娠期前 6 个月较常见。**

2. 随着子宫增大,阑尾的位置发生改变。临床表现不典型,且病情发展快,易引起并发症如阑尾穿孔和腹膜炎。诱发宫缩可导致流产、早产或引起子宫强直性收缩。全身炎症反应及弥漫性腹膜炎可致胎儿缺氧甚至死亡。

3. 妊娠早期急性阑尾炎的症状和体征与非孕期基本相同,腹部疼痛仍是最常见症状。妊娠中、晚期常无明显的转移痛,腹痛和压痛的位置较高,临床表现常不典型。

4. 处理原则

(1) 妊娠期急性阑尾炎一般不主张保守治疗,强调早期诊断和及时手术治疗的原则,当高度怀疑阑尾炎时,应放宽剖腹探查指征,应尽快做好术前准备及术后护理。

(2) 术后给予广谱抗生素控制感染。需要继续妊娠者,选择对胎儿影响小、敏感的广谱抗生素,并给予保胎治疗。

【难点解析】

随着子宫增大,**阑尾的位置发生改变。**盲肠由右髂窝上升到肝季肋区,使阑尾向上、向外、向后移位。在妊娠 3 个月末,阑尾位于髂嵴下 2 横指;妊娠 5 个月末在髂嵴水平;妊娠 8 个月末在髂嵴上 2 横指;妊娠足月时可达胆囊区。产后 14 日阑尾恢复到接近原来位置。

第六节　急性胰腺炎

【知识清单】

1. 妊娠合并急性胰腺炎是较为常见的急腹症之一,以**妊娠晚期及产褥期较多见。**重症胰腺炎具有发病急、并发症多、病死率高等特点,严重威胁母儿健康。

2. 分类　按病情严重程度分为**轻症胰腺炎**和**重症胰腺炎**,按病理改变过程分为**急性水肿性胰腺炎和急性出血坏死性胰腺炎**。

3. **血清淀粉酶**一般于腹痛数小时开始升高,是**诊断急性胰腺炎的重要指标**。

4. B超检查是最常用的影像学检查方法;**磁共振成像(magnetic resonance imaging,MRI)检查**适用于妊娠期,现已经广泛运用于产科临床。

5. 处理原则

(1) 急性胰腺炎初期、轻型水肿性胰腺炎及尚无感染者,以保守治疗为主,绝对卧床休息,取半卧位或左侧卧位,禁食,持续胃肠减压,密切观察病情。

(2) 保守治疗无效,病情未见好转,B超或MRI检查提示胰腺周围浸润范围持续扩大者,需要抗休克的同时行外科手术治疗。

(3) 密切监护胎儿情况,根据病情、对治疗的反应及孕周等,选择终止妊娠的时机。

【护考训练】

1. 陈女士,29岁,初孕妇,既往有房间隔缺损病史,现妊娠28周,来院进行产前检查。护士在进行健康指导时需要向孕妇说明,最易发生心力衰竭的时间是在妊娠

　　A. 24~28周　　　　　　　　　　　B. 28~32周

　　C. 32~34周　　　　　　　　　　　D. 34~36周

　　E. 36~38周

2. 李女士,25岁,G_1P_0,妊娠20周,首次入院产前检查;自述日常活动后心悸、轻度气短,休息后无症状,初步诊断为妊娠合并心脏病。目前患者的心功能是

　　A. Ⅰ级　　　　　　　　　　　　　B. Ⅱ级

　　C. Ⅲ级　　　　　　　　　　　　　D. Ⅳ级

　　E. Ⅴ级

3. 妊娠合并心脏病早期心力衰竭的表现是

　　A. 踝部凹陷性水肿　　　　　　　　B. 休息时心率>110次/min

　　C. 心尖部闻及期前收缩　　　　　　D. 心脏浊音界扩大

　　E. 颈静脉怒张

4. 赵女士,26岁,平时月经规律,现停经2个月,恶心、呕吐1周,昨日突然出现心悸、气短,心率120次/min。检查:体型瘦小,口唇发绀,杵状指,心前区可以闻及粗糙的双期杂音。盆腔超声检查结果提示为早孕。对该孕妇进一步的处理是

　　A. 立即终止妊娠　　　　　　　　　B. 如心力衰竭得以控制可以继续妊娠

　　C. 控制心力衰竭后剖宫取胎　　　　D. 控制心力衰竭后行人工流产

　　E. 边控制心力衰竭,边行吸宫术

5. 下列妊娠期及分娩期糖代谢特点的描述中,正确的是

　　A. 妊娠早中期,孕妇空腹血糖随妊娠进展而降低

　　B. 妊娠中晚期孕妇体内拮抗胰岛素样物质减少,胰岛素需求量下降

　　C. 分娩过程由于产妇体力消耗,若不及时调整胰岛素用量,极易发生血糖升高

D. 分娩后，胎盘分泌的抗胰岛素物质迅速消失，胰岛素应维持原用量

E. 妊娠期糖尿病产妇分娩后，无须再使用胰岛素

6. 张女士，27 岁，初孕妇，现妊娠 24 周，常规进行 75g OGTT 检查。下列可直接诊断 GDM 的血糖值是

A. 服糖前血糖值 4.6mmol/L

B. 服糖前血糖值 5.0mmol/L

C. 服糖后 1 小时血糖值 9.0mmol/L

D. 服糖后 1 小时血糖值 9.8mmol/L

E. 服糖后 2 小时血糖值 8.8mmol/L

7. 糖尿病对妊娠的影响**不包括**

A. 羊水过多的发生率增加

B. 巨大胎儿发生率增加

C. 妊娠期高血压疾病的发生率增加

D. 泌尿生殖系统感染机会增加

E. 受孕率增加

8. 下列与妊娠期高血糖**无关的**是

A. 胎儿畸形

B. 巨大胎儿

C. 新生儿低血糖

D. 妊娠剧吐

E. 妊娠高血压

9. 妊娠期糖尿病筛查时间是在

A. 妊娠 12~16 周

B. 妊娠 20~24 周

C. 妊娠 24~28 周

D. 妊娠 28~32 周

E. 妊娠 36~40 周

10. 关于妊娠期糖尿病患者的妊娠期护理要点中，描述**错误的**是

A. 加强孕期监护，指导孕妇合理控制饮食和适度运动

B. 运动方式以有氧运动最好，以孕妇自己能耐受为原则

C. 经饮食控制及运动干预，血糖无法达标的孕妇，首选口服降血糖药进行治疗

D. 合理控制饮食，避免出现餐后高血糖及饥饿性酮症

E. 指导孕妇胎动计数，密切监测胎儿发育情况

11. 妊娠期糖尿病患者的产褥期护理要点中，描述**错误的**是

A. 新生儿均按高危儿护理

B. 产后根据血糖情况及时调整胰岛素用量

C. 预防新生儿高血糖，早开奶

D. 观察宫缩情况，给予宫缩剂预防产后出血

E. 必要时遵医嘱给予抗生素预防感染

12. 有关妊娠期高血糖的处理原则，**错误的**是

A. 器质性病变较轻或控制较好者，可在严密监护下继续妊娠

B. 已有继发性糖尿病的肾功能减退者，应及早终止妊娠

C. 饮食控制，并给予维生素、钙和铁剂

D. 病情轻者口服降血糖药，较重者需要用胰岛素

E. 血糖控制不满意或出现母儿并发症者需要住院治疗

13. 下列因素与妊娠期糖尿病的高危因素**无关的**是

A. 肥胖   B. 孕妇出生体重

C. 孕妇身高   D. 家族糖尿病史

E. 有死胎或巨大胎儿史

14. 某孕妇, 32 岁, 孕期检查时发现血糖 15mmol/L, 诊断为妊娠期高血糖。患者最可能存在的护理问题是

A. 活动无耐力   B. 自理能力缺陷

C. 营养失调   D. 体液过多

E. 气体交换受损

15. 万女士, 29 岁, 妊娠 7 个月。查体发现尿糖(++)。空腹血糖 7.8mmol/L, 餐后 2 小时血糖 12.7mmol/L。其治疗主要选择

A. 饮食治疗   B. 体育锻炼

C. 口服降血糖药   D. 胰岛素

E. 无须治疗

16. 孕妇于妊娠早期患重症肝炎, 正确的处理原则是

A. 立即行人工流产术   B. 积极治疗重症肝炎

C. 肝炎好转后继续妊娠   D. 治疗肝炎待病情好转行人工流产

E. 治疗肝炎同时行人工流产术

17. 病毒性肝炎对妊娠的影响, 下列**错误的**是

A. 妊娠早期患肝炎致畸率增加

B. 妊娠早期患肝炎易发展为急性、亚急性肝炎

C. 妊娠晚期发病易并发妊娠期高血压疾病

D. 妊娠中晚期发病易诱发 DIC

E. 妊娠期发生病毒性肝炎可致围生儿死亡率增加

18. 妊娠合并病毒性肝炎临产与分娩期护理措施中, **错误的**是

A. 应在隔离待产室及产房   B. 及时解决产妇生活需要

C. 密切观察出血倾向   D. 分娩后禁用宫缩剂

E. 注意无菌操作, 预防感染

19. 霍女士, 34 岁, G_2P_1, 孕 35 周, 近 1 周来有恶心、呕吐、厌油、食欲欠佳, 巩膜黄染。血压 130/80mmHg, 宫高 33cm, 胎心 140 次/min。谷丙转氨酶升高, 尿蛋白(−)。评估孕妇病史, 首选考虑是

A. 药物性肝炎   B. 病毒性肝炎

C. 妊娠期高血压疾病肝脏损害   D. 妊娠肝内胆汁淤积症

E. 急性胃肠炎

20. 妊娠合并贫血最常见的是

A. 再生障碍性贫血   B. 缺铁性贫血

C. 地中海贫血   D. 溶血性贫血

E. 巨幼细胞贫血

21. 妊娠合并阑尾炎影响胎儿的最大风险是

A. 流产或早产   B. 死胎

C. 先天畸形   D. 羊水过多

E. 产后出血

（22~25题共用题干）

刘女士，32岁，G_1P_0，妊娠16周后出现心慌气短，经检查发现心功能Ⅱ级。

22. 密切监测心功能，预防发生心力衰竭。下列**不是**早期心力衰竭的表现的是

    A. 轻微活动后即有胸闷、气短和心悸

    B. 夜间常因胸闷而坐起呼吸或到窗口呼吸新鲜空气

    C. 休息时心率超过100次/min

    D. 休息时呼吸超过20次/min

    E. 肺底部出现少量持续性湿啰音，咳嗽后不消失

23. 下列妊娠期护理要点中，**错误的**是

    A. 保证休息，休息时采取左侧卧位或半卧位

    B. 给予高蛋白高维生素和含铁丰富的食物，少食多餐

    C. 控制孕期体重，整个妊娠期体重增长不超过12kg为宜

    D. 常规进行产前检查，妊娠20周前每4周1次

    E. 预防呼吸道感染及各种妊娠期并发症，避免加重心脏负担

24. 分娩期是心脏负担最重的时期，极易诱发心力衰竭。下列分娩期护理要点中，描述**错误的**是

    A. 第一产程专人护理，严密监测心功能，必要时进行心电监护

    B. 临产后即给予抗生素预防感染

    C. 第二产程避免用力屏气增加腹压

    D. 尽量缩短第二产程，可行阴道助产术

    E. 胎儿娩出后，产妇腹部无须放置沙袋，以免引起呼吸困难

25. 下列产褥期护理要点中，**错误的**是

    A. 产后3日内卧床休息，严密观察心功能

    B. 清淡饮食，多吃水果和蔬菜，防止便秘

    C. 产后遵医嘱使用抗生素，预防感染

    D. 心功能Ⅲ级者，建议母乳喂养增进母子感情

    E. 产后落实避孕措施，不宜再妊娠者可行绝育术

（王 玉）

第十章 | 胎儿异常与多胎妊娠

第一节 胎儿窘迫

【知识清单】

1. 胎儿窘迫是指胎儿在子宫内因急性或慢性缺氧危及健康和生命的综合症状，分为**急性胎儿窘迫**和**慢性胎儿窘迫**两类。任何导致母体血液氧含量不足、母儿间血液输送或交换障碍、胎儿自身运输或利用氧能力下降的因素均可能引起。

2. 临床表现　①急性胎儿窘迫多发生在**分娩期**，以产时胎心率异常、羊水胎粪污染、胎动异常和酸中毒为主要表现，其中**产时胎心率变化**是急性胎儿窘迫的**重要征象**。羊水污染分为 3 度：Ⅰ度浅绿色、稀薄，Ⅱ度深绿色或黄绿色、浑浊，Ⅲ度棕黄色、稠厚。②**慢性胎儿窘迫**多发生在**妊娠晚期**，多因妊娠期高血压疾病、慢性肾炎、糖尿病等引起，主要表现为**胎动减少**。

3. 辅助检查　胎儿电子监护显示胎心率基线无变异并且反复出现**晚期减速**或**变异减速**，或胎心过缓（胎心率基线<110 次 /min）；或**正弦波形**的Ⅲ类电子胎心监护图形，**酸中毒**时胎儿头皮血 pH<7.20。

4. 处理原则　①**急性胎儿窘迫**：改善胎儿缺氧状态，同时查找病因，如持续不改善，应紧急终止妊娠。②**慢性胎儿窘迫：左侧卧位**，积极治疗妊娠合并症和并发症，若孕周小，估计胎儿娩出后存活率低，可用**期待疗法**。妊娠近足月或胎儿已成熟者，可**终止妊娠**。

5. 护理要点　①急性胎儿窘迫：停止静脉滴注缩宫素。嘱孕妇取左侧卧位，面罩或鼻导管吸氧，10L/min，每次 30 分钟，间隔 5 分钟，改善胎儿缺氧状态。每 10~15 分钟听 1 次胎心，观察羊水性状及胎动变化，遵医嘱进行胎心电子监护。胎儿缺氧严重或经处理无效者应迅速协助终止妊娠。②慢性胎儿窘迫：嘱孕妇休息时取左侧卧位，低流量吸氧，每次 30 分钟，每日 2~3 次。增加高蛋白、高热量、高维生素、富含铁食物的摄入。密切关注每日胎动情况，协助检查胎盘功能。应用宫缩抑制剂和促胎肺成熟的药物，延长孕周。胎儿缺氧严重或经处理无效者应迅速结束分娩，做好新生儿窒息抢救的准备。

第二节　胎儿生长受限

【知识清单】

1. 胎儿生长受限（fetal growth restriction，FGR）是指胎儿应有的生长潜能受损，**体重估计低于相应同孕龄胎儿体重的第 10 百分位数者**。

2. **分类**　FGR 有**内因性均称型**（原发性 FGR）、**外因性不均称型**（继发性 FGR）和**外因性均称型** 3 种类型。内因性均称型病因作用在**妊娠 17 周前**，特点为胎儿体重、身长、头围发育均受限，**头围和腹围均小**。外因性不均称型病因作用在**妊娠晚期**，特点为胎儿身长、头径与孕龄相符而体重偏低。外因性均称型病因作用在**整个孕期**，特点为胎儿**体重、身长、头围均小于同孕龄正常值**。

3. **临床表现**　孕妇自诉**体重及腹围增长缓慢**。连续测量 3 周，宫底高度均在第 10 百分位数以下，为筛选指征。

4. **辅助检查**　**超声监测胎儿体重低于同孕周的第 10 百分位数以下**或腹围低于同孕周的第 10 百分位数，应考虑 FGR。

5. **处理原则**　积极查找病因、**改善胎盘循环、加强胎儿监护、适时终止妊娠**。

6. **护理要点**　①嘱孕妇多休息，**左侧卧位，吸氧，每次 30 分钟，每日 2 次。增加营养，均衡膳食**，不偏食节食，教会孕妇**胎动计数**，督促其按时产检。②做好孕妇生命体征和胎心的监护，密切关注胎儿生长发育情况。③遵医嘱给予 β- **肾上腺素受体激动药、硫酸镁**等药物改善胎盘循环。做好终止妊娠及抢救新生儿的准备，加强分娩过程中的护理配合。④新生儿娩出后加强监护。

第三节　巨大胎儿

【知识清单】

1. 胎儿体重达到或超过 4 000g 者，称为巨大胎儿。

2. **临床表现**　孕期体重增加过多，妊娠晚期出现呼吸困难、腹部胀满等症状。宫高超过 35cm、腹围过大，触诊胎体大、胎心位置高、临产后先露高浮、胎头跨耻征检查阳性。

3. **辅助检查**　**超声检测巨大胎儿的双顶径常大于 10cm**，必要时可测量肩径和胸径。当肩径和胸径大于头径时，常发生难产。

4. **处理原则**　充分评估胎儿体重和骨盆大小，依据头盆关系决定分娩方式。如无头盆不称、产力良好，应给予阴道试产机会。估计胎儿体重≥4 000g 合并糖尿病孕妇，应以剖宫产结束分娩。胎儿体重≥4 000g 而无糖尿病者，可经阴道试产。

5. **护理措施**　①**进行孕期营养指导**，适量运动，**严格控制体重**。产前检查了解体重增长及胎儿发育情况。②严密观察产程，加强监护，必要时产钳助产，同时**做好处理肩难产的准备。分娩后立即在腹部放置沙袋**，防止产后腹压骤降。产后给予缩宫素和抗生素，预防产后出血和感染。③新生儿出生后 30 分钟监测血糖，1~2 小时开始喂糖水，及早开奶，预防低血糖。新生儿还易发生低血钙，10% 葡萄糖酸钙溶液 1ml/kg 加入葡萄糖中静脉滴注。

第四节　多胎妊娠

【知识清单】

1. 多胎妊娠是指一次妊娠在宫腔内同时有 2 个或 2 个以上胎儿，其中以双胎妊娠最常见。

2. 分类　①双卵双胎，约占双胎妊娠的 70%，两个胎儿的性别、血型可以相同或不同，容貌似同胞兄弟姐妹。胎盘多为 2 个，也可融合在一起，但两者的血液循环彼此独立、互不相通。②单卵双胎，约占双胎妊娠的 30%，两个胎儿的性别、血型相同，相貌极相似。1 个或 2 个胎盘，彼此血运相通。

3. 临床表现　早孕反应较重，中期妊娠后腹部增长迅速，下肢水肿、静脉曲张出现早且重；妊娠晚期因子宫增大明显，可出现呼吸困难、胃部胀满、行动不便。宫底高度明显大于孕周，腹部可触及 2 个胎头和多个肢体。在腹部不同部位可听到 2 个胎心音，中间间隔无音区或 2 个胎心率相差 10 次 /min 以上。胎位多为纵产式，以 2 个头位或 1 头 1 臀常见。

4. 辅助检查　超声检查是确诊的主要手段，孕 6 周后可见两个原始心管搏动。

5. 治疗原则　补充营养，防止妊娠期高血压疾病、早产等并发症，选择适宜终止妊娠时机和方式。

6. 护理措施　①指导孕妇增加蛋白质、维生素、铁剂、叶酸、钙剂等的摄入，以满足营养需要。多卧床休息，避免长时间站立，左侧卧位为宜，抬高下肢，促进血液回流，减轻水肿。指导孕妇采取舒适卧位，减轻腰背部疼痛。②严密观察产程进展和胎心变化，必要时，第二产程行会阴后侧切开，减轻胎头受压。第一胎儿娩出后，胎盘侧脐带必须立即夹紧，以防第二胎儿失血。助手在腹部固定第二胎儿为纵产式。通常在 20 分钟左右第二个胎儿娩出，若等待 15 分钟仍无宫缩，可行人工破膜并静脉滴注低浓度缩宫素。分娩后腹部放置沙袋，避免腹压骤降。观察面色、神志、生命体征、宫缩和阴道流血情况，预防产后出血。③指导母乳喂养及新生儿护理。

第五节　出生缺陷

【知识清单】

1. 出生缺陷是指胚胎或胎儿发育过程中所发生的结构或功能代谢的异常。

2. 临床表现　①无脑儿：腹部检查触诊胎头较小。临产后阴道检查可触及凹凸不平的颅底骨。②脑积水：头先露时，耻骨联合上方可触及宽大、骨质薄软、有弹性的胎头，胎头大于胎体。临产后胎头高浮,跨耻征检查呈阳性。

3. 辅助检查 ①无脑儿羊水甲胎蛋白(alpha-fetoprotein, AFP)明显升高。②超声检查无脑儿在妊娠 14 周后见不到圆形颅骨光环,**头端有不规则的瘤结,胎儿呈 "蛙样" 面容。**妊娠 20 周后**液性暗区占据大部分颅内,中线漂动,脑组织受压变薄,**胎头周径明显大于腹部周径,应考虑脑积水。

4. 处理原则 无脑儿无存活可能,一经诊断,应立即引产。脑积水的预后取决于病因、有无基因突变和其他结构异常,有生机儿前诊断严重脑积水,以避免母亲受伤害为原则进行引产。

5. 护理措施 ①无脑儿:因胎头小,产道扩张不充分而造成胎肩娩出困难。伴有脑脊膜膨出致胎头过大而造成分娩异常,可行毁胎术终止妊娠。**给予心理上支持、疏导,注意保护隐私、维护其自尊,并明确告知引产中胎儿遗体处理方式。**②脑积水:确定引产者,应密切观察产程进展,协助缩小胎儿头径,以免损伤产道。当头位时,宫口开大 3cm 以上,可用长针头经阴道刺入颅缝或囟门放出积液,或临产前在超声引导下经腹行脑室穿刺放液,头围缩小后再娩出。③做好孕产妇的心理护理,指导产妇于产褥期结束后进行较全面的检查,包括遗传咨询、染色体检查以及病原微生物学检查等。

第六节 死 胎

【知识清单】

1. **妊娠 20 周后胎儿在子宫内死亡**,称为死胎。胎儿在分娩过程中死亡,称为死产,也属于死胎的一种。

2. 临床表现 孕妇**自觉胎动停止,腹部不再增大。**宫高、腹围小于孕周,**无胎动,听不到胎心。**

3. 辅助检查 超声检查**无胎心搏动可确诊。**胎儿死亡过久可见颅板塌陷、颅骨重叠、胎儿轮廓不清、皮肤水肿、胎盘肿胀等。

4. 处理原则 一经确诊,应及时引产。胎儿死亡超过 4 周者,行凝血功能检查。如纤维蛋白原<1.5g/L,血小板计数<100×10^9/L,需要治疗至纤维蛋白原和血小板正常后再引产。

5. 护理措施 **引产前备血,严密观察产程进展。胎儿娩出后仔细检查胎儿是否有畸形、脐带和胎盘是否有异常,**肉眼无法识别时,可说服家属进行尸检或染色体检查等。如**家属拒绝尸检,应将完整脐带及胎盘送检。胎儿娩出后应立即给予产妇宫缩剂及抗生素,预防产后出血与感染。**死婴交家属看过后,经家属同意并签署知情同意书后由院方处理。再次妊娠前可进行遗传咨询。

【护考训练】

1. 下列直接导致胎儿窘迫的因素中**不包括**

    A. 脐带脱垂   B. 子宫收缩乏力

C. 胎儿严重的心脏病
D. 胎盘供血不足

E. 过期妊娠

2. 胎儿窘迫的护理措施中，**错误的**是

A. 取左侧卧位
B. 产妇吸氧

C. 给予地塞米松促胎肺成熟
D. 静脉滴注缩宫素加速产程

E. 及时处理胎儿窘迫，避免新生儿窒息

3. 胎儿生长受限的常见病因**不包括**

A. 孕期营养不良
B. 双胎妊娠

C. 羊水过多
D. TORCH 感染

E. 脐带过长

4. 关于内因性均称型胎儿生长受限，**错误的**是

A. 多属于继发性胎儿生长受限

B. 体重、身长、头围相称，头围和腹围均小

C. 其病因作用在妊娠早期

D. 各个器官细胞数量少

E. 胎儿出生缺陷及新生儿死亡率高

5. 下列因素与巨大胎儿**无关**的是

A. 高龄经产妇
B. 营养不良

C. 过期妊娠
D. 母体并发糖尿病

E. 父母身材高大

6. 关于双胎妊娠常见的并发症，**错误的**是

A. 脐带过短
B. 宫缩乏力性产后出血

C. 前置胎盘
D. 妊娠期高血压疾病

E. 胎膜早破

7. 双头位双胎妊娠分娩，第一个胎儿娩出后正确的处理是

A. 立即娩出胎盘
B. 肌内注射缩宫素防治产后出血

C. 立即断脐
D. 立即人工破膜

E. 行内倒转术牵出第二个胎儿

8. 双胎妊娠分娩时，两个胎儿娩出时间相差一般**不超过**

A. 5 分钟
B. 10 分钟

C. 15 分钟
D. 20 分钟

E. 30 分钟

9. 下列胎儿出生缺陷中，最常导致羊水过多的是

A. 联体儿
B. 无脑儿

C. 唇腭裂
D. 脑积水

E. 腹腔器官膨出

10. 关于死胎的描述，正确的是

A. 胎儿在子宫内死亡

B. 胎儿死亡后,胎盘组织立即释放凝血活酶进入母体血液循环

C. 胎儿在分娩过程中死亡称为死产,也属于死胎

D. 孕妇自觉胎动停止,腹部不再增大即可诊断死胎

E. 胎儿死亡不久出现颅板塌陷,颅骨重叠

11. 初孕妇,28 岁,G_1P_0,妊娠 39 周,自觉胎动减少 1 日入院。检查:血压 110/70mmHg,宫高 34cm,腹围 98cm,先露头,枕左前位,胎心率 140 次 /min。下列胎儿窘迫的表现**不包括**

A. 胎儿头皮血 pH 7.1

B. 无应激试验(non-stress test, NST)有反应型

C. 缩宫素激惹试验(oxytocin challenge test, OCT)重度变异减速

D. OCT 频发晚期减速

E. 胎心率基线 120 次 /min,变异消失

12. 初产妇,26 岁,妊娠 40 周,规律宫缩 6 小时,宫口开大 5cm,头先露 S^{-1},破膜后胎心率突然降低至 110 次 /min。采取的处理措施**不当的**是

A. 排除脐带脱垂   B. 吸氧

C. 左侧卧位   D. 密切监护胎心

E. 立即剖宫产

13. 初产妇,妊娠 37 周,近几日自觉腹胀明显。检查:腹部较妊娠月份大,头先露,高浮,跨耻征(+)。B 超检查胎儿双顶径 10.2cm,可能的诊断为

A. 巨大胎儿   B. 双胎妊娠

C. 羊水过多   D. 胎儿生长受限

E. 过熟儿

14. 初产妇,妊娠期高血压疾病,孕 32 周,自觉胎动异常 3 周,胎动消失 2 日入院。B 超检查提示宫内死胎,胎儿大小相当于孕 28 周。该患者引产前的辅助检查应特别注意

A. 血常规   B. 心电图

C. 肝功能   D. 肾功能

E. 凝血功能

(15~17 题共用题干)

宋女士,33 岁,初孕妇,妊娠 35 周。检查:子宫明显大于孕周,腹部听诊不同部位闻及相差 10 次 /min 的胎心音。下肢水肿、静脉曲张。既往早孕反应重。

15. 符合该产妇的临床诊断是

A. 巨大胎儿   B. 羊水过多

C. 双胎妊娠   D. 胎盘早剥

E. 妊娠期高血压疾病

16. 进一步确诊,需要进行的检查是

A. 超声检查   B. 多普勒胎心仪检查

C. 尿 hCG   D. 羊水检查

E. 卵磷脂 / 鞘磷脂比值

17. 分娩期的处理措施中，正确的是
    A. 胎膜早破者应取半卧位
    B. 第二胎儿娩出后腹部压沙袋
    C. 第一胎儿娩出后，稍等片刻再断脐
    D. 立即剖宫产
    E. 第一个胎儿娩出后，立即给予缩宫素

（18~20题共用题干）

唐女士，29岁，G₁P₀，妊娠24周；下腹膨隆不明显，宫底高度在脐耻之间，近3日未自觉胎动；无腹痛和阴道流血。

18. 本例最可能的临床诊断为
    A. 死胎
    B. 胎儿宫内窘迫
    C. 胎儿生长受限
    D. 胎儿畸形
    E. 羊水过少

19. 若要明确诊断，进一步的检查为
    A. 羊水检查
    B. B超检查
    C. 尿雌三醇检查
    D. 羊膜镜检
    E. 多普勒胎心检测

20. 经检查后如确诊，此时的处理为
    A. 立即剖宫产
    B. 住院严密观察，等待自然分娩
    C. 行毁胎术
    D. 行钳刮术
    E. 引产

（万俊芳）

第十一章 ｜ 胎儿附属物异常

第一节　前置胎盘

【知识清单】

1. 妊娠 28 周后，若胎盘附着于子宫下段，下缘达到或覆盖宫颈内口，且位置低于胎儿的先露部，称为前置胎盘。前置胎盘是**妊娠晚期出血最常见的原因**。

2. 病因　**子宫内膜病变与损伤**、胎盘异常、受精卵滋养层发育迟缓、辅助生殖技术。

3. 分类　分为**前置胎盘**（完全性前置胎盘和部分性前置胎盘）、**低置胎盘**（边缘性前置胎盘和低置胎盘）。

4. 前置胎盘的典型症状是**妊娠晚期或临产时，突然发生无诱因、无痛性反复阴道流血**。查体见**子宫软，无压痛**，大小与孕周相符，胎方位清楚。常并发**胎先露高浮**，1/3 合并胎位异常。**超声检查**是目前最主要的检查方法。若必须通过阴道检查明确诊断或选择分娩方式时，可在输液、输血及做好紧急剖宫产手术准备的情况下进行。

5. 处理原则为抑制宫缩、止血、纠正贫血和预防感染。

（1）期待疗法：在保证母儿安全的前提下尽可能延长孕周，从而提高围产儿成活率。其适用于**妊娠<36 周、阴道流血量不多**、胎儿存活、孕妇全身情况良好、无须紧急分娩的孕妇。若有阴道流血或宫缩，强调住院治疗的必要性。阴道流血期间禁止肛门检查和不必要的阴道检查，应用宫缩抑制剂并纠正贫血。

（2）孕妇反复发生大量出血甚至休克者、出现胎儿窘迫征象者及期待疗法中孕妇发生大出血者，应采取积极措施选择最佳方式终止妊娠。无症状的前置胎盘孕妇，推荐妊娠 36~38 周终止妊娠。有反复阴道流血史、合并胎盘植入或其他相关高危因素的前置胎盘或低置胎盘孕妇，考虑妊娠 34~37 周终止妊娠。**剖宫产术**是处理前置胎盘的**主要方式**。

6. 护理要点

（1）阴道流血期间减少活动量，注意休息，以侧卧位为宜，避免刺激。

（2）注意观察阴道流血情况，严密监测产妇病情变化和胎儿宫内情况。

（3）遵医嘱给予药物治疗：①宫缩抑制剂。②糖皮质激素，对于妊娠不足 35 周、有早产风险的前置胎盘孕妇，可用地塞米松促进胎儿肺成熟。③纠正贫血。

（4）行剖宫产术终止妊娠者，应做好术前准备。子宫切口应尽量避开胎盘，术中注意止血，术后密切观察病情变化。

第二节　胎盘早剥

【知识清单】

1. 妊娠 20 周以后，正常位置的胎盘在胎儿娩出前，部分或全部从子宫壁剥离，称为胎盘早剥。

2. 病因　**孕妇血管病变**、机械性因素、宫腔内压力骤然下降、血栓形成倾向、接受辅助生殖技术助孕。

3. 分类　**显性剥离或外出血**、**隐性剥离或内出血**。临床上可应用胎盘早剥佩奇（Page）分级标准对病情进行评估。

4. 胎盘早剥的典型临床表现是**阴道流血**、**腹痛**，可伴子宫收缩和子宫压痛。早期表现通常有胎心率异常，宫缩间歇期子宫呈高张状态，胎位触诊不清；严重时**子宫呈板状**，压痛明显，胎心率改变或消失。患者可迅速出现休克征象。并发症有弥散性血管内凝血、失血性休克、急性肾衰竭、羊水栓塞等。常用的辅助检查有超声检查、电子胎心监护、实验室检查等。

5. 处理原则为早期识别、积极纠正休克、及时终止妊娠、控制 DIC、减少并发症。妊娠 20~34^{+6} 周合并 0 至 I 级胎盘早剥的孕妇，一般情况良好，应尽可能保守治疗延长孕周，妊娠 35 周前应用糖皮质激素促进胎肺成熟。注意密切监测胎盘早剥情况，一旦出现明显阴道流血、子宫张力高、凝血功能障碍及胎儿窘迫，应立即终止妊娠。一旦确诊 II、III 级胎盘早剥，应及时终止妊娠。

6. 护理要点　①取侧卧位卧床休息，给予间断或连续性吸氧。②严密监测孕妇的病情变化，监测胎心以判断胎儿宫内状态。③根据不同的分娩方式，做好相应的护理与配合。预防产后出血，做好并发症护理及心理护理。

【难点解析】

当胎盘早剥隐性剥离内出血严重时，胎盘后血液积聚于胎盘和子宫壁之间，随着胎盘后血肿的压力增大，血液向子宫肌层内浸润，引起肌纤维分离、断裂甚至变性。当血液浸入达子宫浆膜层时，子宫表面呈现紫蓝色瘀斑，尤以胎盘附着处明显，严重者整个子宫呈紫红色，称为**子宫胎盘卒中**。

第三节　胎盘植入

【知识清单】

1. 胎盘组织不同程度地侵入子宫肌层的一组疾病。与**子宫内膜损伤与感染**、前置胎盘、高龄孕妇等因素有关。

2. 分类　①**粘连型胎盘植入**：胎盘绒毛直接附着于子宫肌层表面。②**植入型胎盘植入**：胎盘绒毛侵入子宫肌层。③**穿透型胎盘植入**：胎盘绒毛穿透子宫肌层到达或超过浆膜层,甚至侵入邻近器官。根据植入的面积,可分为部分性胎盘植入与完全性胎盘植入。

3. 产前常无明显临床表现,胎盘植入合并前置胎盘者,孕期可出现反复、无痛性阴道流血。植入胎盘的绒毛穿透子宫肌壁可导致子宫破裂。分娩时出现**胎盘滞留**,手取胎盘时剥离困难或发现胎盘与子宫粘连紧密无缝隙。剖宫产时见胎盘植入甚至穿透子宫肌层。超声检查是诊断和孕期随诊胎盘植入的首选方法。

4. 处理原则 胎盘植入合并前置胎盘病情稳定者,建议妊娠 34~37 周终止妊娠;若病情严重或危及母胎生命,无论孕周大小均须立即终止妊娠。剖宫产术适用于合并前置胎盘或有其他剖宫产术指征者。

5. 分娩后子宫和胎盘的处理有非手术治疗和子宫切除 2 种方式。子宫切除术成为治疗胎盘植入合并产后出血的主要措施,但对于生命体征平稳、出血不多、植入面积小、有保留子宫愿望的产妇,也可采用非手术治疗。

第四节 异常形状胎盘

【知识清单】

1. 常见的异常形状胎盘有副胎盘、膜状胎盘、轮廓胎盘、匙状胎盘、肾型胎盘。

2. 部分异常形状胎盘可致妊娠期反复阴道出血,严重者可致流产或早产。易造成胎盘剥离不全、胎盘胎膜残留,影响子宫收缩以致出现产后出血、产后感染。副胎盘常并发前置血管导致大量出血,致胎儿死亡。

3. 异常形状胎盘在孕期应加强监护,胎盘娩出后仔细检查是否完整,如不完整,予以清宫,预防产后出血与感染。

4. 护理要点 胎盘娩出后仔细检查胎盘是否完整,有无血管断裂等,及时发现胎盘、胎膜残留,给予缩宫素促进子宫收缩,防止产后出血。

第五节 胎膜早破

【知识清单】

1. 胎膜早破**指胎膜在临产前自然破裂**。根据发生的时间可分为两类:妊娠达到及超过 37 周发生者称为**足月胎膜早破**(mature rupture of membranes, PROM);未达到 37 周发生者称为**未足月胎膜早破**(preterm premature rupture of membrane, PPROM)。**其**病因包括**生殖道感染**、羊膜腔压力升高、胎膜受力不均、营养因素等。

2. 胎膜早破的典型症状是**孕妇突感阴道内有液体流出**,不能控制,少数孕妇仅感觉外阴阴道潮湿。足月胎膜早破时检查触不到前羊水囊,上推胎先露时阴道排液量增多。羊膜腔感染时,母儿心率增快,子宫有压痛。

3. 辅助检查 阴道液 pH 测定、阴道液涂片检查、B 超检查、胎儿纤维连接蛋白测定、胰岛素样生长因子结合蛋白 1 测定、羊膜腔感染检测、羊膜镜检查。

4. 处理原则　根据破膜时间、胎儿情况、有无感染、胎位及母体情况来综合决定。

(1) 足月胎膜早破：若无阴道分娩禁忌证者，宜在破膜后 2~12 小时内积极引产，试产过程中应严密监测母胎情况。有明确剖宫产术指征时宜行剖宫产终止妊娠。

(2) 未足月胎膜早破：期待疗法适用于：①妊娠 24~27^{+6} 周，要求期待治疗者，应充分告知期待治疗过程中的风险，慎重抉择。②妊娠 28~33^{+6} 周无继续妊娠禁忌，应行期待治疗。终止妊娠适用于：①妊娠<24 周的 PPROM，建议引产终止妊娠。②妊娠 34~36^{+6} 周者。③明确诊断的绒毛膜羊膜炎、胎儿窘迫、胎盘早剥等不宜继续妊娠者。

5. 护理要点　①一般护理：若胎头高浮，嘱孕妇卧床休息，进食高纤维素含量食物，保持外阴清洁。②密切观察阴道排液量、颜色、性状、气味、有无宫体压痛，监测胎心。③足月胎膜早破者应用缩宫素引产时应注意，需要按照规范进行专人护理。④未足月胎膜早破者可给予抑制宫缩、促胎肺成熟、预防感染，阴道分娩者密切监测产程，有剖宫产术指征时，做好护理配合和新生儿复苏的准备。

第六节　羊水量异常

【知识清单】

1. **妊娠期间羊水量超过 2 000ml 者称为羊水过多**。羊水量在数日内急剧增多，称为急性羊水过多。羊水量在数周内缓慢增多，称为慢性羊水过多。其病因包括**胎儿异常**如胎儿神经系统、消化系统畸形、妊娠合并症、多胎妊娠、胎儿附属物疾病等。

2. 急性羊水过多时孕妇自觉腹部胀痛，行动不便，表情痛苦，呼吸困难、心悸气短，甚至发绀，不能平卧。慢性羊水过多较多见，压迫症状较轻，孕妇多能适应，仅感腹部增大较快，无明显自觉不适或仅出现轻微压迫症状。查体见腹部过度膨隆，腹壁张力增加，腹壁皮肤发亮、变薄，宫高、腹围大于同期孕妇，子宫张力大，触诊有液波震颤感，胎位扪不清，胎心音遥远或听不清。

3. 羊水过多的超声诊断标准　①羊水最大暗区垂直深度（amniotic fluid volume，AFV）≥8cm 诊断为羊水过多，其中 AFV 8~11cm 为轻度羊水过多，12~15cm 为中度羊水过多，>15cm 为重度羊水过多。②**羊水指数**（amniotic fluid index，AFI）**是目前最常用的方法**。AFI≥25cm 诊断为羊水过多，其中 AFI 25~35cm 为轻度羊水过多，36~45cm 为中度羊水过多，>45cm 为重度羊水过多。

4. 羊水过多的处理原则　羊水过多合并正常胎儿的孕妇，应积极寻找原因、治疗原发病，症状轻者加强监护，症状严重者可经腹羊膜腔穿刺放羊水。羊水量反复增长，自觉症状严重者，妊娠≥34 周，胎肺已成熟，可终止妊娠；如胎肺未成熟，可给予地塞米松促胎肺成熟治疗后再考虑终止妊娠。羊水过多合并胎儿结构异常的孕妇，应视胎儿情况采取相应的处理方法。

5. 羊水过多的护理要点　①指导孕妇低盐饮食，进食纤维素含量高的食物。指导孕妇注意休息，如下肢有水肿可在休息时抬高下肢。有呼吸困难、腹胀、心悸等症状的孕妇可采取半卧位。如发生胎膜破裂，应立即平卧、抬高臀部，防止脐带脱垂。②密切观察病情,动态监测羊水量。③做好经腹羊膜腔穿刺放羊水的护理配合。放羊水后腹部放置沙袋或腹带包扎以防腹压骤降引起休克。④预防产后出血及感染。⑤羊水过多合并胎儿畸形者可行引产。

6. **妊娠晚期羊水量少于 300ml 者,称为羊水过少**。其病因包括**胎儿畸形**如泌尿系统畸形、胎盘功能减退、母体因素、羊膜病变等。

7. 羊水过少的临床表现　孕晚期体重增加缓慢或无增长。孕妇自觉子宫增大缓慢,部分孕妇于胎动时感觉腹部不适甚至腹痛,胎盘功能减退时常伴胎动减少。分娩时产妇常感觉阵痛剧烈。羊水过少多伴有胎儿生长受限。

8. 羊水过少的超声诊断标准　妊娠晚期羊水最大暗区垂直深度(AFV)≤2cm 为羊水过少, AFV≤1cm 为严重羊水过少。羊水指数(AFI)≤5cm 诊断为羊水过少。

9. 羊水过少的处理原则　一旦确诊胎儿为严重致死性结构异常应尽早终止妊娠。当羊水过少合并正常胎儿时,应积极寻找并祛除病因。妊娠未足月,胎肺不成熟者,可针对病因对症治疗,尽量延长孕周,必要时终止妊娠。妊娠已足月、胎儿可宫外存活者,应及时终止妊娠。对胎儿储备功能尚好、无明显宫内缺氧的产妇可以阴道试产。对于合并胎盘功能不良、胎儿窘迫,或破膜时羊水少且胎粪严重污染,估计短时间内不能结束分娩者,应采用剖宫产术终止妊娠。

10. 羊水过少的护理要点　①嘱孕妇休息时取侧卧位,避免各种不良刺激,预防胎膜早破。②监测宫高、腹围、胎心,定期行超声检查监测胎儿生长发育情况和羊水量,动态评估胎儿安危。③根据处理原则做好护理配合。

第七节　脐带异常

【知识清单】

1. 当胎膜未破,脐带位于胎先露部前方或一侧,称为脐带先露,也称为隐性脐带脱垂。胎膜破裂后,脐带脱出宫颈口外,降至阴道内或露于外阴部,称为脐带脱垂。脐带脱垂是一种严重威胁胎儿生命的并发症,需要积极预防。

2. 脐带脱垂多发生在**胎先露部未衔接时**。脐带脱垂的病因:胎位异常(如臀先露、肩先露、枕后位等)、骨盆和胎儿异常(如骨盆狭窄,胎头入盆困难,胎头高浮、胎儿过小等)、羊水过多、脐带过长、脐带附着异常及低置胎盘等。

3. **脐带脱垂对母儿的影响**　①对产妇影响:增加剖宫产手术率和软产道损伤的机会。②对胎儿影响:胎儿窘迫,甚至死胎。

4. **脐带脱垂主要的临床表现**　胎动改变,胎心异常,阴道检查可触及条索状物,或脐带脱出于外阴。

5. **脐带脱垂的处理原则**　争取胎儿存活,防止母体损伤。

6. **脐带脱垂的护理要点**　①加强产前检查,及时发现并纠正异常胎位。胎膜早破、先露未衔接的孕妇要卧床休息,监测胎心;严格掌握人工破膜适应证和操作方法;双胎分娩时,固定好第二个胎儿的位置,严密监测,及时发现异常。②一旦发生脐带脱垂,应迅速改变体位以期减轻脐带受压,并尽快终止妊娠,做好抢救新生儿窒息的准备。

7. 脐带长度异常 **脐带短于 30cm 者,称为脐带过短**。进入产程后,因胎先露部下降,脐带被牵拉过紧,使胎儿血液循环受阻出现胎儿窘迫,严重者导致胎盘早剥。胎先露下降受阻,引起产程延长,以第二产程延长多见。**脐带超过 100cm 者,称为脐带过长**。过长的脐带容易造成绕颈、绕体、打结、脱垂或受压,导致胎儿宫内缺氧、发育迟缓;分娩时影响产程的进展,发生脐带脱垂,导致死胎、死产。

8. 脐带扭转 过度扭转可使脐带血运缓慢或中断,发生胎儿窘迫,表现为胎动减少或消失,甚至胎儿死亡。

9. 脐带打结 有假结和真结2种。若脐带真结被拉紧,胎儿血液循环受阻可致胎儿死亡。

10. 脐带缠绕 脐带围绕胎儿颈部、四肢或躯干者,称为脐带缠绕,以绕颈1周者居多。**脐带绕颈**对胎儿的影响与脐带缠绕松紧、缠绕周数及脐带长短有关。产前超声诊断为脐带缠绕,在分娩过程中应加强监护,一旦出现胎儿窘迫,及时处理。

11. 脐带附着异常 附着于胎盘边缘,称为球拍状胎盘。若脐带附着于胎膜上,脐带血管通过羊膜与绒毛膜间进入胎盘者,称为脐带帆状附着。当脐带帆状附着时,若胎膜上的血管跨过宫颈内口位于胎先露部前方,称为**前置血管**。若前置血管受压或破裂,可导致胎儿窘迫或死亡。已诊断为脐带帆状附着和前置血管的孕妇,妊娠期应严密观察,胎儿成熟后行择期剖宫产,以降低围产儿死亡率。血管前置和脐带脱垂都会导致胎儿灾难性后果,前者**重在筛查**,后者重**在应急处理**,平时的规范化应急演练非常重要。

【护考训练】

(一)选择题

1. 前置胎盘的主要临床症状是
   A. 妊娠期腹痛、阴道流血
   B. 妊娠晚期或临产时,发生无诱因、无痛性反复阴道流血
   C. 妊娠晚期或临产时,发生无诱因、反复阴道流血伴腹痛
   D. 妊娠期发生反复阴道流血
   E. 妊娠晚期或临产时阴道流血

2. 诊断前置胎盘首选的检查方法是
   A. 阴道检查   B. 双合诊检查
   C. B超检查   D. 肛门检查
   E. X 射线检查

3. 与前置胎盘临床表现**不符的**是
   A. 先露部高浮   B. 子宫硬如木板
   C. 易发生胎位异常   D. 妊娠晚期无痛性反复阴道流血
   E. 在耻骨联合上方听到胎盘杂音

4. 关于前置胎盘的腹部检查,正确的是
   A. 子宫明显大于孕周   B. 胎位不易查清
   C. 宫体硬如板状   D. 有明显压痛

E. 胎头高浮或胎位异常

5. 下述关于前置胎盘阴道流血的叙述，**错误的**是

  A. 反复的无诱因、无痛性阴道流血

  B. 阴道流血量与贫血程度成比例

  C. 妊娠28周出现阴道流血多为边缘性前置胎盘

  D. 破膜后胎先露下降有利于止血

  E. 出血量与前置胎盘的种类有关

6. 胎盘早剥的基本病理变化是

  A. 底蜕膜小动脉痉挛   B. 底蜕膜出血

  C. DIC   D. 胎盘缺血

  E. 子宫肌间积血

7. 胎盘早剥最常见的原因是

  A. 妊娠期高血压疾病   B. 腹部受到撞击

  C. 孕妇长时间仰卧位   D. 子宫腔内压力骤降

  E. 外转胎位术

8. 关于胎盘早剥的病因，**错误的**是

  A. 血管病变   B. 外伤

  C. 子宫腔内压骤降   D. 胎盘面积过大

  E. 外转胎位术操作不当

9. 下述**不易**并发胎盘早剥的情况是

  A. 脐带过短   B. 慢性子宫内膜炎

  C. 羊水过多，双胎   D. 妊娠期高血压疾病

  E. 孕妇长时间取仰卧位

10. 关于Ⅲ级胎盘早剥的临床表现，下述正确的是

  A. 胎心音清楚

  B. 触诊子宫软、胎位清楚

  C. 妊娠晚期出现反复、无痛性、无诱因的阴道流血

  D. 多见于子痫前期重度的孕妇

  E. 阴道流血量与贫血程度成正比

11. 关于胎盘早剥，下列叙述正确的是

  A. 阴道流血量与病情严重程度成正比

  B. 以无诱因、无痛性反复阴道流血为特点

  C. 胎盘早剥是妊娠早期的一种严重并发症，起病急，进展快

  D. 确诊后可选择期待疗法或终止妊娠

  E. 重型胎盘早剥的孕妇子宫硬如板状，压痛明显

12. 张女士，27岁，孕32周，因少量阴道流血2小时就诊，诊断为完全性前置胎盘，行期待疗法治疗。该孕妇在期待疗法过程中出现大量阴道流血。下述护理措施，**错误的**是

  A. 吸氧   B. 送入产房准备接生

C. 做好剖宫产术前准备   D. 做好新生儿抢救准备

    E. 建立静脉通路,输液,必要时输血

13. 刘女士,29 岁,孕 37 周,G_2P_0,前置胎盘入院。现有少量阴道流血,孕妇担心胎儿安危会产生的心理问题是

    A. 无助感   B. 焦虑

    C. 悲哀   D. 自尊低下

    E. 倦怠

14. 段女士,孕 29 周,因出现无诱因、无痛性阴道流血 1 小时来院检查。此时一般**不主张**进行的检查是

    A. 测量血压   B. 胎心监护

    C. 超声检查   D. 腹部检查

    E. 阴道检查

15. 齐女士,25 岁,孕 39 周,因摔倒后腹痛 2 小时急诊入院。经 B 超诊断为胎盘早剥,护士严密观察病情。下述**不属于**出血增多征象的是

    A. 腹痛加剧   B. 宫底增高

    C. 胎位清楚   D. 贫血貌加重

    E. 子宫板状硬

16. 万女士,28 岁,因停经 38 周,下腹持续性疼痛 5 小时就诊,经 B 超检查确诊为Ⅲ级胎盘早剥。下列叙述正确的是

    A. 子宫硬如板状,压痛明显   B. 可能有多次刮宫史

    C. 尽快阴道分娩   D. 触诊子宫软、胎位清楚

    E. 可选择期待疗法

17. 蒋女士,妊娠 38 周,突然感到剧烈腹痛,并伴少量阴道流血。查体:血压 150/110mmHg,子宫硬如板状,有压痛,胎位不清。最可能的诊断是

    A. 见红   B. 临产

    C. 前置胎盘   D. 早产

    E. 胎盘早剥

18. 黄女士,28 岁,妊娠 34 周,因患重型胎盘早剥行剖宫产术,术后新生儿因重度窒息抢救无效死亡。护士应告知产妇再次妊娠的时间宜在术后

    A. 半年后   B. 1 年后

    C. 2 年后   D. 3 年后

    E. 5 年后

19. 胎膜早破指

    A. 胎膜在第二产程破裂   B. 胎膜在临产前破裂

    C. 胎膜在宫缩开始时破裂   D. 胎膜在第一产程末破裂

    E. 胎膜在胎儿娩出过程中破裂

20. **不属于**胎膜早破原因的是

    A. 双胎妊娠   B. 下生殖道感染

C. 创伤   D. 宫颈内口松弛

E. 羊水过少

21. 关于胎膜早破的护理措施,**错误的**是

A. 记录破膜时间,密切观察体温、血常规变化

B. 破膜后立即听胎心音

C. 胎先露未衔接者应绝对卧床休息

D. 保持会阴清洁,破膜后立即清洁灌肠

E. 观察子宫收缩情况及羊水的性状

22. 关于胎膜早破的防治措施,**错误的**是

A. 及时纠正异常胎位

B. 破膜超过 24 小时尚未临产者应引产

C. 破膜超过 24 小时应用抗生素防止感染

D. 破膜后尽量少肛门检查

E. 破膜后先露未入盆,应卧床休息,抬高臀部

23. 李女士,妊娠 36 周,胎膜早破入院,检查先露未入盆。下列护理措施中,**错误的**是

A. 绝对卧床休息   B. 观察阴道排液情况

C. 休息时取半卧位   D. 禁止清洁灌肠

E. 指导孕妇自测胎动

24. 田女士,26 岁,孕 32 周,突然阴道不自主流液 4 小时入院,入院后静脉滴注地塞米松。其目的是

A. 促进胎儿肾脏发育   B. 促进胎儿心脏发育

C. 促进胎儿肺成熟   D. 促进胎儿肝脏发育

E. 促进胎儿大脑发育

25. 侯女士,30 岁,孕 39 周出现持续性阴道排液 1 周,高热 2 日,测体温 39℃,阴道液 pH 为 7.0。护士遵医嘱应使用的药物是

A. 缩宫素   B. 抗生素

C. 硫酸镁   D. 宫缩抑制剂

E. 地塞米松

26. 羊水过少是足月妊娠时羊水量少于

A. 300ml   B. 400ml

C. 500ml   D. 800ml

E. 1 000ml

27. 羊水过多常见于

A. 多胎妊娠   B. 前置胎盘

C. 先兆临产   D. 胎膜早破

E. 胎盘早剥

28. 羊水过多是指妊娠任何时期的羊水量超过

A. 500ml   B. 1 000ml

C. 1 500ml   D. 2 000ml

E. 2 500ml

29. 易并发羊水过多的疾病是

A. 贫血   B. 妊娠期高血压疾病

C. 心脏病   D. 糖尿病

E. 病毒性肝炎

30. 葛女士,30 岁,G_1P_0,孕 37 周,因羊水过多,行羊膜腔穿刺术后为该孕妇腹部放置沙袋的目的是

A. 减轻疼痛   B. 减少出血

C. 防止休克   D. 预防血栓形成

E. 预防感染

31. 关于导致脐带绕颈的原因,**错误的**是

A. 脐带过长   B. 胎儿小

C. 羊水过多   D. 羊水过少

E. 胎动频繁

32. 刘女士,28 岁,妊娠 35 周,因突发阴道排液 1 小时入院,查体示胎位为横位。其最容易发生的并发症为

A. 胎儿窘迫   B. 脐带脱垂

C. 胎盘早剥   D. 产后出血

E. 感染

33. 宋女士,临产后 4 小时,宫口开大 2cm,胎头高浮,胎心率 150 次 /min;5 小时后自然破膜,羊水清,胎心率 80 次 /min。考虑胎心减慢最可能的原因是

A. 胎头受压   B. 脐带脱垂

C. 宫体包裹胎体   D. 胎盘功能不良

E. 脐带绕颈

(34~36 题共用题干)

元女士,28 岁,孕 34^{+1} 周,G_4P_0,昨晚突然无诱因阴道流血,量约 100ml,无腹痛。检查:血压 100/60mmHg,宫底高度与孕周相符,腹软无压痛,胎位清楚,胎心率 120 次 /min。

34. 最可能的诊断是

A. 宫外孕   B. 流产

C. 前置胎盘   D. 胎盘早剥

E. 先兆早产

35. 为明确诊断首选的检查是

A. 肛门检查   B. 阴道检查

C. B 超检查   D. 腹部检查

E. 分娩后检查胎盘和胎膜

36. 下列护理措施**错误的**是

A. 监测胎心   B. 观察阴道流血情况

C. 指导孕妇胎动计数　　　　　　　　　　D. 加强会阴护理,预防感染

E. 做好心理护理,陪孕妇散步

(37~41题共用题干)

唐女士,妊娠33周,无诱因阴道出血约150ml。腹部检查:腹软,无压痛,胎位清楚,胎心率148次/min,阴道可见少量血液。

37. 最可能的诊断是

A. 胎盘早剥　　　　　　　　　　　　　　B. 早产

C. 前置胎盘　　　　　　　　　　　　　　D. 妊娠期高血压疾病

E. 见红

38. 为进一步明确诊断,宜选择的检查是

A. 阴道检查　　　　　　　　　　　　　　B. 肛门检查

C. 腹部检查　　　　　　　　　　　　　　D. B超检查

E. X射线检查

39. 本例目前的处理应是

A. 期待疗法　　　　　　　　　　　　　　B. 缩宫素引产

C. 人工破膜　　　　　　　　　　　　　　D. 行剖宫产术

E. 口服止血药

40. 关于该患者的护理措施,**错误的**是

A. 卧床休息,左侧卧位　　　　　　　　　B. 监测胎心、胎动,了解胎儿有无缺氧

C. 保持外阴清洁,每日会阴擦洗2次　　　D. 持续吸氧,加强胎儿的供氧

E. 遵医嘱使用宫缩抑制剂、镇静剂等

41. 预防本病发生最有意义的项目是

A. 避免多次刮宫、多产及产褥感染

B. 避免宫腔内压力骤然降低

C. 妊娠期间避免长时间仰卧和腹部外伤

D. 加强定期的产前检查

E. 积极防治妊娠期高血压疾病

(42~44题共用题干)

刘女士,29岁,孕39⁺⁵周,因持续性腹痛伴少量阴道出血4小时入院。查体:血压160/110mmHg,下腹部压痛明显,子宫硬如板状,有压痛,未触及病理性缩复环,胎心率90次/min,胎位触不清,宫口未开。

42. 诊断最可能为

A. 足月临产　　　　　　　　　　　　　　B. 前置胎盘

C. 先兆早产　　　　　　　　　　　　　　D. 先兆子宫破裂

E. 胎盘早剥

43. 该患者正确的处理方案为

A. 破膜引产　　　　　　　　　　　　　　B. 等待自然分娩

C. 立即行阴道助产术　　　　　　　　　　D. 立即行剖宫产术终止妊娠

E. 缩宫素静脉滴注引产

44. 该患者最**不可能**出现的并发症是

A. 产后出血   B. 子宫胎盘卒中

C. 急性肾衰竭   D. 胎位异常

E. DIC

（45~46 题共用题干）

王女士，24 岁，G_1P_0，孕 35 周，臀位，不规律宫缩，胎心率 148 次 /min，血压 138/82mmHg，先露高浮，胎膜未破，入院待产。

45. 产妇 3 小时后出现胎膜破裂，护士应立即

A. 测量生命体征   B. 听胎心

C. 开放静脉输液通道   D. 呼叫其他人员抢救

E. 给予氧气吸入

46. 产妇知道可能会发生早产后情绪很低落，护士应采取的护理措施为

A. 立即向值班医生汇报   B. 引导产妇说出内心感受

C. 强调早产的危害   D. 鼓励产妇增加营养

E. 让产妇欣赏音乐

（47~48 题共用题干）

李女士，24 岁，G_1P_0，妊娠 36 周，臀位，阴道持续流液 2 日。阴道检查触不到前羊水囊，液体不断从宫口流出，临床诊断为胎膜早破。

47. 此孕妇**不可能**出现的并发症是

A. 早产   B. 胎儿窘迫

C. 宫腔感染   D. 流产

E. 脐带脱垂

48. **不能**预防该孕妇胎膜早破发生的是

A. 宫颈内口松弛者卧床休息至足月妊娠

B. 及时纠正异常胎位

C. 避免负重及腹部受碰撞

D. 加强产前检查

E. 妊娠最后 2 个月禁止性交

（49~50 题共用题干）

章女士，28 岁，停经 33 周，腹胀、行动困难 2 周。腹部检查：腹部膨隆如足月妊娠大小，宫底剑突下 2 指，宫高 33cm，腹围 100cm，胎心率 142 次 /min，胎心音遥远，胎位不清。

49. 最可能的诊断是

A. 羊水过少   B. 妊娠合并盆腔肿瘤

C. 羊水过多   D. 双胎妊娠

E. 巨大胎儿

50. 下述护理措施**错误的**是

A. 立即剖宫产终止妊娠   B. 嘱低盐饮食

C. 羊膜腔穿刺放水速度不宜过快   D. 卧床休息、左侧卧位

E. 严密观察有无胎儿缺氧及早产征象

（51~52题共用题干）

51. 初产妇，25 岁，妊娠 38 周，因阴道大量流液 1 小时入院。查体有规律宫缩，胎心率 140 次/min，宫口开大 4cm，可触及胎足及条索状物，有搏动感。该患者诊断为

A. 臀位胎膜早破   B. 臀位足先露，脐带脱垂

C. 臀位脐带先露   D. 脐带脱垂，胎儿窘迫

E. 先兆早产，脐带脱垂

52. 该患者此时最佳的处理方案是

A. 给予缩宫素静脉滴注引产，待宫口开全行臀牵引

B. 行剖宫产术

C. 行脐带还纳术

D. 行外倒转术

E. 行内倒转术

（二）名词解释

1. 前置胎盘

2. 胎盘早剥

3. 羊水过多

4. 羊水过少

5. 脐带先露

6. 脐带脱垂

（三）案例分析

1. 贾女士，32 岁，G_3P_2，妊娠 39 周。该孕妇入院前 3 小时突然阴道出血约 1 000ml，随后头晕、心慌于晚间急诊入院。体检：血压 70/30mmHg，脉搏 104 次/min，面色苍白，四肢冰冷，心肺正常，腹部软，子宫无压痛，有不规则宫缩；宫高 32cm，胎位枕左前位，头浮，胎心率 102 次/min，阴道有少许活动性出血。实验室检查：RBC $2.46×10^{12}$/L，Hb 82g/L，WBC $13×10^9$/L，N 80%，出凝血时间各 1 分钟。

请问：

（1）该孕妇目前可能发生的疾病是什么？还需要做哪些检查以明确诊断？

（2）该孕妇目前主要的治疗原则是什么？

（3）目前该产妇的主要护理诊断/问题是什么？应给予哪些护理措施？

2. 周女士，28 岁，初孕妇，妊娠 37 周，臀位，无明显诱因突然出现阴道流水 4 小时就诊。查体：生命体征无异常，骶左前位，先露未入盆，胎心率 146 次/min，见液体自阴道口流出，阴道液 pH 为 7.2，诊断为胎膜早破收入院。

请问：为预防脐带脱垂的发生，助产士应做好哪些护理措施？

（牛 倩 陈顺萍）

第十二章 | 高危妊娠

第一节 高危妊娠的常见因素

【知识清单】

1. 社会经济因素 孕妇职业稳定性差、收入低、**居住环境差、体力劳动过于繁重**、遭遇家庭暴力、人际关系紧张等社会经济状况。

2. 母体因素

（1）**孕产史**：①初产妇流产史。②经产妇不良孕产史及新生儿出生状况。

（2）**年龄**：①青少年妊娠。②高龄妊娠。

（3）**既往疾病及手术史**：①既往疾病。②生殖系统手术史。

（4）**孕前体重及孕期体重增长。**

（5）营养因素：①营养缺乏与胎儿畸形呈现相关性。②高危孕妇可引起子女成年后发生代谢性疾病。

（6）运动：适量运动可改善母婴结局。

（7）吸烟：增加新生儿死亡率。

（8）其他：用药等。

3. 胎儿/新生儿因素

（1）胎龄<37周或≥42周。

（2）出生体重<2 500g或≥4 000g。

（3）小于胎龄儿或大于胎龄儿。

（4）新生儿的兄弟姐妹有严重新生儿病史或新生儿期死亡史，或有胎儿死亡史者。

（5）**新生儿窒息**，脐动脉血气 pH<7.1，5分钟阿普加评分<7分。

（6）产时感染。

（7）**高危产妇所生的新生儿。**

（8）手术产儿。

（9）双胎或多胎儿。

第二节　高危妊娠的识别

【知识清单】

高危妊娠的识别包括孕前筛查、孕期筛查和分娩期筛查。

1. 孕前筛查　包括**健康史、身体状况、辅助检查**3个方面。

（1）健康史：包括备孕妇女既往史、不良孕产史；夫妻双方健康史、家族史；社会经济状况。

（2）身体状况：生命体征、体重指数（body mass index，BMI）、妇科检查、发育情况。

（3）辅助检查：包括必查项目和备查项目。

2. 孕期筛查　包括**母体相关筛查和胎儿相关筛查**。

（1）母体相关筛查

1）健康史采集：孕前准备情况、孕产史、既往史、**本次妊娠经过**、有无致畸因素的接触史。

2）一般检查：生命体征、BMI、妇科检查、发育情况。

3）其他检查：心肺功能检查、血液检查、宫颈病变检查和早产的预测。

（2）胎儿相关筛查

1）胎儿宫内健康状况：孕早期、孕中期、孕晚期分别有不同的侧重点。①孕早期：妇科检查，**超声检查**妊娠囊、胚芽、原始心管搏动、颈项透明层和胎儿发育情况。②孕中期：**测量宫高、腹围**；监测**胎心率**；**超声检查**核对孕周。③孕晚期：定期产检、**胎动监测、胎心听诊、胎儿电子监护、生物物理监测、血流动力学监测、羊膜镜监测**。

2）胎儿成熟度的监测：当孕周在 36 周以上，体重 2 500g 左右，胎头双顶径≥8.5cm，胎盘成熟度达到Ⅱ级时，胎儿存活机会大。胎儿成熟度监测方法：①正确推算**孕周**。②估计胎儿的**体重**，尺测子宫底高度、腹围或超声监测。③**胎盘成熟度**检查。④**羊水**检测胎儿成熟度。

3）胎盘功能测定，可以间接了解胎儿在宫内的健康状况。①胎动监测、OCT、胎儿生物物理监测及阴道脱落细胞检查。②雌三醇（estriol，E_3）测定；尿雌激素/肌酐比值，正常值>15，危险值<10。③胎盘催乳素，正常值>4mg/L。④特异性 β 糖蛋白测定，正常值>170mg/L。

4）胎儿先天畸形及其遗传病的宫内诊断：包括胎儿细胞遗传学检查、胎儿影像学检查、羊水蛋白与酶检查、羊膜腔内胎儿造影。

3. 分娩期筛查　需判定母体和胎儿因素是否影响正常分娩的进行，为分娩方式决策提供可靠依据。

第三节　高危孕妇的护理

【知识清单】

1.护理评估

（1）健康史：了解有无危险因素及本次妊娠经过。

（2）身体状况：全面评估患者在妊娠早期及中晚期出现的各种症状，进行全身检查及全面的产科检查。

（3）辅助检查：①胎儿宫内缺氧状况检查。②胎儿成熟度检查。③胎盘功能检查。④胎儿畸形检查。

（4）心理-社会支持状况。

（5）处理原则：尽早筛查出具有高危因素的孕妇，进行早期干预。

2. 护理措施

（1）孕前护理：孕前评估及遗传咨询。

（2）妊娠期护理：①一般护理：营养、活动及休息等。②监测母儿健康状况。③心理护理。④健康教育。

（3）产时护理：①母儿监护。②心理护理。

（4）产后护理：产褥期保健、新生儿喂养、避孕、产后随访。

【护考训练】

1. 下列**不属于**高危妊娠范畴的是
   - A. 高龄孕妇
   - B. 双胎妊娠
   - C. 有扁桃体摘除手术史
   - D. 过期妊娠
   - E. 有剖宫产史

2. 下列**不属于**高危孕妇的是
   - A. 年龄25岁的初产妇
   - B. 有异常孕产史的孕妇
   - C. 前置胎盘孕妇
   - D. 合并病毒性肝炎的孕妇
   - E. 胎位异常可能发生难产的孕妇

3. 了解胎儿宫内健康情况的监护方法**不包括**
   - A. 胎动计数
   - B. 测量宫底高度及腹围
   - C. B超检查
   - D. 孕妇体重测量
   - E. 听诊胎心

4. 孕妇自我监护胎儿宫内安危最简便的方法是
   - A. 胎动计数
   - B. 听胎心音
   - C. 羊膜镜检查
   - D. 胎儿心电图检查
   - E. 胎儿电子监护仪监测

5. **不能**用于估计孕龄的项目是
   - A. 正确推算孕周
   - B. 早孕反应出现时间
   - C. 宫底高度
   - D. 胎动出现时间
   - E. 血清胎盘催乳素值测定

6. B超检查**不能**显示的项目是
   - A. 胎方位
   - B. 胎心搏动
   - C. 胎肺成熟度
   - D. 胎头双顶径值
   - E. 胎盘位置

7. 羊水检查可了解胎儿肺成熟度的指标是
    A. 肌酐值   B. 脂肪细胞出现率
    C. 淀粉酶值   D. 胆红素含量
    E. 卵磷脂 / 鞘磷脂比值

8. 下列**不属于**胎儿成熟度检查的项目是
    A. 正确推算孕周   B. B 超测胎头双顶径值
    C. 胎动计数   D. 测量宫底高度, 估计胎儿体重
    E. 检测羊水成分

9. 下列**不属于**健康史评估内容的是
    A. 孕妇年龄   B. 孕产史
    C. 既往史   D. 本次妊娠经过
    E. 骨盆外测量

10. 测定胎儿胎盘功能的方法是
    A. 测定尿中孕二醇值   B. 测定尿中雌三醇值
    C. 测定尿中绒毛膜促性腺激素   D. 测定尿中胎盘催乳素
    E. 测定耐热性碱性磷酸酶

11. 下述提示胎盘功能低下的是
    A. 妊娠 38 周时, 测定 24 小时尿雌三醇连续多次在 10mg 以下
    B. OCT 阳性
    C. 妊娠 35 周后血清胎盘催乳素升高
    D. 羊膜镜检羊水呈白色半透明
    E. 无应激试验(NST)有反应型

12. 指导孕妇预测胎儿在宫内安危状况, 最简易的方法是
    A. 无应激试验(NST)   B. OCT
    C. 雌三醇(E_3)   D. 血清胎盘催乳素的测定
    E. 胎动计数

13. 高危妊娠孕妇的孕期护理中, **不妥的**是
    A. 应安排在近护理办公室的小房间   B. 安装监护装置
    C. 空气新鲜   D. 安静舒适
    E. 光线明亮

14. 有关高危孕妇的处理, **不妥的**是
    A. 宜取仰卧位   B. 保证足够休息
    C. 补充足够营养和微量元素   D. 提高胎儿对缺氧的承受能力
    E. 间断给氧

15. 高危孕妇的护理措施中, **不妥的**是
    A. 应用胎儿监测仪及时发现异常情况   B. 给孕妇吸氧
    C. 做好新生儿窒息抢救工作   D. 决定手术后尽快做好术前准备
    E. 发现胎儿窘迫, 均做剖宫产

16. 关于高危孕妇的护理，**错误的**是

    A. 保证休息　　　　　　　　　　B. 增加营养

    C. 预防早产　　　　　　　　　　D. 适时终止妊娠

    E. 绝对卧床

17. 左女士，30岁，初孕妇，妊娠41周，宫高32cm，胎动、胎心音及骨盆正常。下列检查**无须做**

    A. B超检查　　　　　　　　　　B. X线骨盆测量

    C. 羊膜镜检查　　　　　　　　　D. 胎盘功能检查

    E. 胎儿电子监测

18. 张女士，24岁，停经6个月，宫底于脐与剑突之间，最适宜的检查应该是

    A. B超检查　　　　　　　　　　B. 验尿 β-HCG

    C. 测血 β-HCG　　　　　　　　D. 胎儿心电图

    E. 多普勒听胎心音

（孙胜男）

第十三章 | 异常分娩

第一节 概　述

【知识清单】

1.分娩的影响因素包括产力、产道、胎儿及社会心理因素,任何一个或一个以上因素异常及四个因素间相互不能适应,而使分娩进程受到阻碍,称为异常分娩。

2.病因　产力异常、产道异常、胎儿异常。

3.临床表现

(1) 母体表现:产程延长,烦躁不安、体力衰竭、进食减少。严重者出现脱水、代谢性酸中毒等。出现子宫收缩乏力或过强、过频,宫颈水肿或宫颈扩张缓慢、停滞,骨盆径线异常等。

(2) 胎儿表现:胎头未衔接或延迟衔接、胎位异常、胎先露下降延缓或停滞、胎头水肿或血肿、胎儿窘迫等。

(3) 产程异常

1) 潜伏期延长:从临产规律宫缩开始至活跃期起点(5cm),初产妇>20 小时、经产妇>14 小时。

2) 活跃期异常:活跃期起点(5cm)至宫颈口开全称为活跃期。①活跃期延长,活跃期宫颈口扩张速度<0.5cm/h。②活跃期停滞,当破膜且宫颈口扩张≥5cm 后,如宫缩正常,宫颈口停止扩张≥4 小时;如宫缩欠佳,宫颈口停止扩张≥6 小时。

3) 第二产程异常:①胎头下降延缓,第二产程初产妇胎头先露下降速度<1cm/h,经产妇<2cm/h。②胎头下降停滞,第二产程胎头先露停留在原处达 1 小时不下降。③第二产程延长,初产妇>3 小时,经产妇>2 小时(硬膜外麻醉镇痛分娩时,初产妇>4 小时,经产妇>3 小时),产程无进展。

4.处理原则　应以预防为主,应综合评估子宫收缩力、胎儿大小与胎位、骨盆大小以及头盆关系是否相称等,综合分析决定分娩方式。

第二节　产力异常

【知识清单】

产力异常主要分为子宫收缩乏力和子宫收缩过强两大类,而每一类又分为协调性和不协调性 2 种类型,临床上以协调性子宫收缩乏力最常见。

1. 子宫收缩乏力的病因包括子宫肌源性因素、头盆不称或胎位异常、内分泌失调、精神源性因素及药物等。

2. 子宫收缩乏力的临床表现

(1) 协调性子宫收缩乏力:又称为低张性子宫收缩乏力。特点为子宫收缩节律性、对称性和极性均正常,仅收缩力弱,宫缩<2 次 /10min,持续时间短,间歇期较长。当宫缩高峰时,子宫没有隆起,按压时有凹陷。根据宫缩乏力的发生时期分为原发性宫缩乏力和继发性宫缩乏力。

(2) 不协调性子宫收缩乏力:又称为高张性子宫收缩乏力。表现特点为宫缩失去正常的节律性、对称性、极性,宫缩间歇期子宫不能很好地松弛,使宫口扩张受限,胎先露不能如期下降,为无效宫缩。产妇可出现持续性腹痛、腹部拒按、烦躁不安,严重时可出现水及电解质紊乱、尿潴留、肠胀气、胎盘 - 胎儿循环障碍及静息宫内压升高、胎心异常。

(3) 产程异常。

3. 子宫收缩乏力的处理原则

(1) 协调性宫缩乏力:应及时查找原因,检查有无头盆不称与胎位异常,了解宫颈扩张及胎先露下降情况。若有阴道分娩的可能应给予积极试产,估计不能经阴道分娩者应做好剖宫产术前准备。

(2) 不协调性宫缩乏力:停止一切操作,首先是恢复子宫收缩的节律性、对称性和极性,不协调性宫缩调整为协调性宫缩,然后按协调性宫缩乏力处理,在恢复为协调性宫缩之前,严禁使用缩宫素。

4. 子宫收缩乏力的护理要点

(1) 协调性宫缩乏力:试产时应做好产程观察与护理。第一产程应改善全身状况、加强子宫收缩、监测宫缩、胎心、血压及产程进展。当胎头双顶径达坐骨棘水平或以下者,可等待自然分娩,并做好阴道助产和新生儿抢救的准备工作。若胎头仍未衔接或出现胎儿窘迫征象时,应行剖宫产术结束分娩。预防产后出血和感染。

(2) 不协调性子宫收缩乏力:应关心、安慰、鼓励产妇,耐心细致向产妇解释疼痛原因,利用各种方法分散产妇注意力。多数产妇能恢复为协调宫缩。若宫缩仍不协调,给予哌替啶 100mg 肌内注射或地西泮 10mg 静脉推注,使产妇充分休息。若发现头盆不称或胎儿窘迫,应做好剖宫产术和抢救新生儿的各项准备。

5. 子宫收缩过强的病因包括产妇精神高度紧张、过度疲劳、粗暴地多次进行阴道内或宫腔操作、缩宫素使用不当等。

6. 子宫收缩过强的临床表现

(1) 协调性子宫收缩过强:子宫收缩的节律性、对称性及极性均正常,仅子宫收缩力过强、过频。若产道无阻力,产程常短暂,初产妇总产程<3 小时分娩者,称为急产。若存在产道梗阻或瘢痕子宫,宫缩过强可发生病理性缩复环,甚至子宫破裂。

(2) 不协调性子宫收缩过强:①强直性子宫收缩表现为子宫收缩失去节律性、无间歇,呈持续性强直性收缩。产妇因持续性腹痛常有烦躁不安,腹部拒按,胎心听不清,不易查清胎位,若合并产道梗阻,亦可出现病理性缩复环、血尿等先兆子宫破裂征象。②子宫痉挛性狭窄环是子宫局部平滑肌持续不放松，痉挛性不协调性收缩形成的环形狭窄。狭窄环位于胎体狭窄部及子宫上下段交界处，如胎儿颈部、腰部，不随宫缩上升。

7.子宫收缩过强的处理原则　识别发生急产的高危人群和急产征兆，正确处理急产，预防并发症发生。一旦诊断为强直性子宫收缩，给产妇吸氧的同时应及时给予宫缩抑制剂；若合并产道梗阻，应立即行剖宫产。若为死胎，宫口已开全，使用药物缓解宫缩，随后以不损害母体为原则，阴道助产处理死胎。

8.子宫收缩过强的护理要点

（1）协调性子宫收缩过强：有急产史的孕妇在预产期前2~3周不宜外出，以免发生意外。应提前2周住院待产。胎头娩出时嘱产妇不要用力向下屏气，以减慢胎儿娩出过程。注意保护会阴及无菌操作，必要时做会阴侧切术以防止会阴严重撕裂。及时发现软产道裂伤并进行缝合。预防新生儿颅内出血。

（2）不协调性子宫收缩过强：应停止一切刺激，如禁止阴道内操作，并立即停用缩宫素。给予吸氧的同时应用宫缩抑制剂。若宫缩恢复正常则等待自然分娩或阴道助产。若宫缩不缓解，已出现病理性缩复环而宫口未开全，胎头位置较高或出现胎儿窘迫征象者，应立即行剖宫产术。

【难点解析】

毕晓普宫颈成熟度评分是产科中预测是否需要引产的重要方法。孕晚期通过检查宫颈成熟度，能够帮助估计临产日期和阴道分娩的成功率。毕晓普评分基于对产妇宫颈5个部分的检查进行评估。

第三节　产道异常

【知识清单】

产道异常包括骨产道异常和软产道异常，以骨产道异常为多见。

1.骨盆径线过短或形态异常，致使骨盆腔小于胎先露部可通过的限度，阻碍胎先露部下降，影响产程顺利进展，称为狭窄骨盆。

2.骨盆狭窄的分类　骨盆入口平面狭窄、中骨盆及骨盆出口平面狭窄，骨盆3个平面均狭窄，畸形骨盆。骨盆3个平面狭窄的分级见表13-1。

表13-1　骨盆3个平面狭窄的分级　　　　　　　　　　　　　单位：cm

分级	入口平面狭窄	中骨盆平面狭窄		出口平面狭窄	
	对角径	坐骨棘间径	坐骨棘间径＋中骨盆后矢状径	坐骨结节间径	坐骨结节间径＋出口后矢状径
Ⅰ级（临界性）	11.5	10.0	13.5	7.5	15.0
Ⅱ级（相对性）	10.0~11.0	8.5~9.5	12.0~13.0	6.0~7.0	12.0~14.0
Ⅲ级（绝对性）	≤9.5	≤8.0	≤11.5	≤5.5	≤11.0

3. 骨盆狭窄的临床表现

（1）骨盆入口平面狭窄影响胎先露的正常衔接，孕妇常表现为腹型异常，胎位异常。因胎头衔接不良，易发生继发性宫缩乏力，表现为产程延长及停滞。相对性狭窄的产妇经充分试产，胎头衔接后，产程可顺利进展。绝对性狭窄常表现为产程停滞。

（2）中骨盆平面狭窄主要导致胎头俯屈与内旋转受阻，易发生持续性枕横位或枕后位，产妇表现为过早出现便意，不自主向下屏气。胎头能正常衔接，潜伏期及活跃期早期进展顺利，但活跃期晚期及第二产程延长或停滞、胎头下降延缓或停滞。

（3）出口平面狭窄常与中骨盆平面狭窄同时存在。当单纯出口平面狭窄时，第一产程进展顺利，胎头到达盆底后下降受阻，并继发宫缩乏力，导致第二产程延长或停滞。

4. 骨盆狭窄的处理原则　应明确狭窄骨盆的类型和程度，了解胎方位、胎儿大小、胎心率、宫缩、宫颈扩张及胎先露下降程度、是否破膜等，综合判断，选择合理的分娩方式。

（1）骨盆入口平面狭窄：①绝对性狭窄应按医嘱做好剖宫产的术前准备与护理。②相对性狭窄，若轻度头盆不称，跨耻征可疑阳性，预计胎儿体重<3 000g，枕先露，胎心率正常，产妇一般状况及产力良好，可在严密监护下试产。试产失败应考虑剖宫产。

（2）中骨盆平面狭窄：若宫口开全，胎头双顶径达坐骨棘水平以下，可用手法协助胎头内旋转成枕前位或枕后位，再行阴道助产或自然分娩。若胎头双顶径未达坐骨棘水平或出现胎儿窘迫征象，应行剖宫产术结束分娩。

（3）骨盆出口平面狭窄不应阴道试产。

（4）骨盆 3 个平面均狭窄：若头盆相称、胎位及胎心正常，产力好，可以试产。若胎儿较大，有明显头盆不称，应尽早行剖宫产术。

（5）畸形骨盆：应根据畸形的种类、狭窄程度、胎儿大小、产力等情况具体分析。严重畸形、明显头盆不称者，应及时行剖宫产术。

5. 骨盆狭窄的护理要点　提倡导乐陪伴分娩，指导产妇休息，做好产程护理。试产时严密观察产程进展，动态监测胎心变化。严格遵守操作原则，预防产后出血和感染。新生儿按高危儿处理，严密观察颅内出血或其他损伤的症状。

6. 软产道异常可由先天发育异常及后天疾病因素（如软产道瘢痕、盆腔肿瘤、阴道尖锐湿疣等）引起。

7. 软产道异常的临床表现　可通过阴道检查了解阴道及宫颈等的异常情况。

（1）阴道异常：阴道横隔多位于阴道上、中段，在阴道横隔中央或稍偏一侧常有一小口，易被误认为宫颈外口，在分娩时应仔细检查。阴道纵隔一般在阴道前后壁中线纵向走行，形成双阴道和宫颈，偏向中线形成阴道斜隔。

（2）宫颈异常：可见宫颈粘连和瘢痕、宫颈坚韧、宫颈水肿等，导致宫颈口不易扩张或扩张缓慢，产程延长或停滞。宫颈癌的癌肿组织质硬而脆，经阴道分娩易导致宫颈裂伤、出血及癌肿扩散。

（3）子宫异常：子宫畸形易出现胎位和胎盘位置异常、子宫收缩乏力、产程异常、宫颈扩张延缓和子宫破裂。瘢痕子宫的妇女再次妊娠分娩时子宫破裂的风险增加。子宫下段及宫颈部位的较大肌瘤可占据盆腔或阻塞骨盆入口，阻碍胎先露部下降。

（4）卵巢肿瘤易发生蒂扭转、破裂。

8.软产道异常的处理原则及护理要点

（1）首先应明确软产道异常的类型和程度，了解胎方位、胎儿大小等，并结合产妇年龄、产次、既往分娩史等进行综合判断，选择合理的分娩方式。

（2）针对各种原因，消除影响产妇分娩的软产道因素，做好产程监测及产后护理。

第四节　胎位异常

【知识清单】

胎位异常包括胎头位置异常、臀位、横位及复合先露等。

1.持续性枕后位、持续性枕横位

（1）病因包括骨盆异常、胎头俯屈不良、子宫收缩乏力、头盆不称等。

（2）临床表现：产妇临产后胎头衔接较晚且俯屈不良，常导致继发性宫缩乏力和宫口扩张缓慢。产妇自觉肛门坠胀，有便意感，宫口未开全就过早使用腹压，容易使宫颈前唇水肿，产程延长。腹部检查及阴道检查示枕横位或枕后位。

（3）处理原则：当骨产道正常，胎儿不大时，可以试产，试产时应严密观察产程，注意胎头下降和宫口扩张情况、宫缩强度和胎心变化。

（4）护理要点：①第一产程以支持疗法为主，保证产妇充分营养和休息。让产妇朝向胎背对侧的方向侧卧，宫缩欠佳时，可给予静脉滴注缩宫素。宫颈扩张缓慢或停滞，或出现胎儿窘迫，应行剖宫产术结束分娩。②第二产程阴道检查胎头双顶径已达坐骨棘水平以下，可试行徒手旋转胎头成枕前位，等待自然分娩或行阴道助产；也可向后转为正枕后位，以产钳助产。如胎头位置偏高，可疑有头盆不称或徒手旋转胎位失败，应改行剖宫产术。③第三产程促进子宫收缩，缝合软产道裂伤，抗生素预防感染。

2.胎头高直位

（1）胎头以不屈不伸的位置衔接于骨盆入口，其矢状缝与骨盆入口前后径一致，大小囟门分别位于骨盆入口前后径的两端，称为胎头高直位。胎头枕骨在前，靠近耻骨联合者称为高直前位，又称为枕耻位；胎头枕骨向后靠近骶岬者称为高直后位，又称为枕骶位。

（2）病因包括骨盆形态及大小异常、胎头大小及形态异常、腹壁松弛及腹直肌分离、胎膜早破等。

（3）临床表现：①临产后胎头仍迟迟不能入盆，使胎头不下降或下降缓慢，宫口扩张缓慢，产程延长。②腹部检查，高直前位者，胎背靠近母体腹壁，胎儿肢体不易触及。高直后位者，腹部可触及多个胎儿肢体，耻骨联合上方可触及胎儿的下颌部。③阴道检查，胎头矢状缝与骨盆前后径相一致，左右偏差不超过15°。后囟在耻骨联合后方，前囟在骶骨前者为高直前位，反之为高直后位。

（4）处理原则：正确判断胎方位。若为高直前位，在医师指导下可给予试产。若为高直后位，应积极行剖宫产术前准备。

（5）护理要点：高直前位者，如骨盆正常，胎儿不大，产力好，应给予充分试产机会，加强宫缩同时指导产妇侧卧或半卧位,促使胎头俯屈、衔接、下降,胎头转成枕前位可经阴道分娩。若试产失败,再行剖宫产术结束分娩。

3. 前不均倾位

(1)胎头以枕横位入盆,如其矢状缝不位于骨盆入口横径上,为头盆倾势不均。如胎头侧屈,以前顶骨先入盆,矢状缝靠近骶骨,称为前不均倾位。如以后顶骨先入盆,矢状缝靠近耻骨联合,称为后不均倾位。

(2)病因包括骨盆异常如扁平骨盆、骨盆倾斜度过大、头盆不称、孕妇腹壁松弛及悬垂腹等。

(3)临床表现:产程初期宫缩正常,当产程进入活跃期后,胎头迟迟不入盆,胎头下降停滞,常并发继发性宫缩乏力和胎膜早破,产程延长。产程早期可出现排尿困难及尿潴留。阴道检查胎头前顶骨紧嵌于耻骨联合之后,后顶骨架于骶岬之上,无法入盆,致使盆腔后半部空虚。胎头矢状缝平行于横径,向后移靠近骶岬。宫颈受压出现水肿。

(4)处理原则:一旦确诊,应立即行剖宫产术结束分娩。

(5)护理要点:临产后早期,产妇宜取坐位或半卧位减小骨盆倾斜度,避免胎头以前不均倾位衔接。助产人员应严密观察产程,发现异常应及时寻找原因。再次评估产妇骨盆的大小与形态、胎方位等,并报告医生。一旦确定为前不均倾位,应做好产妇及其家属的心理疏导和解释工作,护理人员应立即做好剖宫产术前的各项准备。

4. 臀先露 即臀位,是异常胎位中较常见的一种。

(1)病因:妊娠30周以前,臀先露较多见,30周以后多能自然转为头先露。持续臀先露可能与以下因素有关。①胎儿在宫内的活动范围过大。②胎儿在宫内的活动范围受限。③胎头衔接受阻等。

(2)临床表现:妊娠晚期胎动时孕妇常有季肋区胀痛感,临产后由于胎臀或胎足不能紧贴子宫下段及宫颈内口以充分扩张宫颈及刺激宫旁、盆底神经丛,容易导致宫缩乏力及产程延长。体力消耗量大等因素导致产妇疲乏。胎儿足先露时易发生胎膜早破及脐带脱垂。腹部检查在耻骨联合上方可触到不规则、软而宽的胎臀。阴道检查可触及软而不规则的胎臀或下肢。

(3)处理原则:妊娠30周后,应给予胎位矫正。妊娠期应根据产妇的产力、胎儿大小、骨盆形态、臀位类型及母体情况等综合因素,选择分娩方式。

(4)护理要点:①妊娠30周后仍为臀先露,可予以矫正。常用的方法有胸膝卧位、激光照射或艾灸至阴穴、外转胎位术。②孕妇应于预产期前1~2周提前入院待产。③分娩期应选择合适的分娩方式,正确处理产程。第一产程应做好产程护理,让宫颈和阴道充分扩张,严密观察胎心及产程进展。第二产程导尿排空膀胱,行会阴侧切术,多以臀位助娩术娩出胎儿。第三产程积极抢救新生儿窒息,预防产后出血及感染。

5. 肩先露

(1)胎体横卧于母体的骨盆上方,胎体纵轴与母体纵轴相垂直,先露部为肩,又称为横位。病因包括经产妇腹壁过于松弛、未足月儿尚未转成头位、前置胎盘、子宫畸形或肿瘤、骨盆狭窄、羊水过多等。

(2)临床表现:孕妇自觉腹部两侧较其他孕妇略宽。腹部检查子宫轮廓呈横椭圆形,子宫底高度低于妊娠周数,子宫横径宽,宫底部和耻骨联合上方空虚,于腹部两侧触及胎儿的头臀两极。如胎膜已破,宫口已扩张,阴道检查可触及胎儿肩峰、肋骨、肩胛骨和腋窝。

(3) 处理原则:妊娠30周前,应予以矫正胎位。临产后,需行剖宫产结束分娩,应做好剖宫产术前的各项准备。

(4) 护理要点:①妊娠晚期发现肩先露时应及时纠正,如采取膝胸卧位或外转胎位术。如不成功,应提前住院,择期剖宫产。②初产妇无论宫口扩张程度以及胎膜是否破裂,均应行剖宫产术。③经产妇首选剖宫产分娩。④如有子宫破裂先兆,不论胎儿是否存活,宫颈口是否开全,都应立即行剖宫产术。⑤防止产后出血,应用抗生素预防感染。

【难点解析】

臀位助产术:按照分娩机制,适应产道条件,依次娩出臀与下肢(单臀先露和完全臀先露)、娩出上肢与胎肩(滑脱法和旋转胎体法)、娩出胎头。

【护考训练】

(一) 选择题

1. 关于产程的描述,正确的是
   A. 潜伏期指宫颈口扩张1~2cm
   B. 胎头下降程度以坐骨结节连线为标志
   C. 第一产程活跃期最大时限为6小时
   D. 胎膜多在第一产程末自然破裂
   E. 膀胱过度充盈与胎头下降及宫缩无关

2. 最常见的产力异常为
   A. 协调性宫缩乏力
   B. 不协调性宫缩乏力
   C. 协调性宫缩过强
   D. 不协调性宫缩过强
   E. 不规则子宫收缩

3. 导致继发性子宫收缩乏力的最常见原因是
   A. 精神因素
   B. 内分泌因素
   C. 药物影响
   D. 产道或胎儿因素
   E. 子宫因素

4. 关于影响分娩的因素,正确的是
   A. 分娩过程中,产妇的产力以子宫收缩力为主
   B. 分娩过程中,产妇的精神心理因素是分娩的动力
   C. 影响分娩的产道因素中以软产道异常为多见
   D. 持续性枕后位常导致不协调性子宫收缩过强
   E. 临床上将分娩总产程超过48小时者称为滞产

5. 关于协调性宫缩乏力的叙述,正确的是
   A. 子宫收缩具有正常的节律性、对称性和极性,仅收缩力弱
   B. 宫缩间歇时,子宫壁不完全放松
   C. 宫缩时,子宫壁坚硬

D. 产妇持续性腹痛,产程延长

E. 最容易发生胎儿宫内窘迫

6. 关于子宫收缩乏力对母儿的影响,正确的是

A. 协调性宫缩乏力对产妇没有任何影响

B. 宫缩乏力对胎儿没有影响

C. 产妇精神状态很好

D. 宫缩乏力可引起产后出血

E. 任何宫缩乏力都是继发性的

7. 关于宫缩乏力对母体的影响,**不准确**的是

A. 影响休息进食   B. 导致肠胀气

C. 产程缩短   D. 引起产后出血

E. 引起产褥感染

8. 关于不协调性宫缩乏力的叙述,正确的是

A. 子宫收缩有正常节律性,宫缩强而频

B. 子宫收缩极性倒置,子宫底部强下段弱

C. 子宫收缩极性倒置,子宫底部弱下段强

D. 宫缩间歇时子宫壁完全放松

E. 不会对胎儿娩出有影响

9. 对不协调性宫缩乏力的产妇,首选的护理措施是

A. 立即遵医嘱给予缩宫素   B. 遵医嘱给镇静剂

C. 温肥皂水灌肠   D. 人工破膜

E. 立即吸氧

10. 关于不协调性宫缩过强的叙述,正确的是

A. 子宫收缩极性倒置,但不影响宫颈口开大

B. 子宫肌肉不协调收缩,致使宫腔内压力处于低张状态

C. 痉挛性狭窄环紧箍胎体,阻碍胎儿下降

D. 使用一般镇静药效果不佳

E. 较少发生胎儿宫内窘迫

11. 与单纯性扁平骨盆相关的主要径线是

A. 髂嵴间径   B. 坐骨棘间径

C. 骶耻内径   D. 后矢状径

E. 髂棘间径

12. 骨盆入口狭窄常见的是

A. 均小骨盆   B. 扁平骨盆

C. 漏斗骨盆   D. 倾斜骨盆

E. 横径狭窄骨盆

13. 漏斗骨盆主要的临床表现是

A. 持续性枕横位   B. 头盆不均倾位

C. 潜伏期延长   D. 胎头高直位

E. 活跃期停滞

14. 骨盆出口狭窄，常见的是

    A. 扁平骨盆   B. 漏斗骨盆

    C. 佝偻病骨盆   D. 畸形骨盆

    E. 横径狭窄骨盆

15. 巨大胎儿是指胎儿体重超过

    A. 3 600g   B. 4 000g

    C. 3 800g   D. 4 200g

    E. 4 500g

16. 持续性枕后位的主要原因是

    A. 宫缩乏力   B. 胎头内旋转受阻

    C. 羊水过少   D. 胎儿过大

    E. 羊水过多

17. 关于臀位，正确的是

    A. 常见的异常胎位   B. 足先露为最多见

    C. 常发生于骨盆出口狭窄   D. 多见于初产妇

    E. 常合并羊水过多

18. 臀位对胎儿的影响，危害最大的是

    A. 胎儿宫内窘迫   B. 脐带脱垂

    C. 锁骨骨折   D. 臂丛神经损伤

    E. 颅内出血

19. 臀位妊娠期开始纠正胎位，最恰当的时间是

    A. 妊娠 26 周后   B. 妊娠 30 周后

    C. 妊娠 28 周后   D. 妊娠 32 周后

    E. 妊娠 36 周后

20. 横位对母体最大危害是

    A. 宫缩乏力   B. 脐带脱垂

    C. 子宫破裂   D. 产后出血

    E. 产褥感染

21. 张女士，初孕妇，妊娠 36 周，少量阴道流血 1 日入院，无腹痛。查体：宫底剑突下 2 横指，臀位，胎心率 150 次 /min，骨盆正常，阴道无活动性出血，无宫缩，宫口未开，一般情况好。恰当的处理是

    A. 人工破膜   B. 缩宫素静脉滴注引产

    C. 立即行剖宫产   D. 住院观察

    E. 臀位牵引术

22. 李女士，25 岁，身材矮小，匀称。骨盆测量数值如下：髂棘间径 21cm，髂嵴间径 23cm，骶耻外径 16cm，坐骨结节间径 6.5cm。此孕妇骨盆为

A. 扁平骨盆 　　　　　　　　　　　　　B. 畸形骨盆

C. 漏斗骨盆 　　　　　　　　　　　　　D. 横径狭窄骨盆

E. 均小骨盆

23. 王女士，宫口已开全，阴道检查胎头矢状缝与骨盆横径一致，大囟门在 9 点，小囟门在 3 点。胎头有利于娩出的转动方向（盆底观）是

A. 顺时针转 45° 　　　　　　　　　　　B. 逆时针转 45°

C. 顺时针转 90° 　　　　　　　　　　　D. 逆时针转 90°

E. 不需要转动

24. 刘女士，初产妇，临产 20 小时，阴道有少量淡绿色液体流出，宫缩持续 25 秒，间隔 6~8 分钟，胎心率 155 次 /min。阴道检查宫口开大 2cm，宫颈轻度水肿，胎先露 S^{-2}。下列诊断正确的是

A. 潜伏期延长 　　　　　　　　　　　　B. 活跃期延长

C. 原发性宫缩乏力 　　　　　　　　　　D. 胎儿宫内窘迫

E. 头盆不称

25. 徐女士，经产妇，第一胎因头盆不称行剖宫产分娩。此次妊娠 38 周，临产，骨盆外测量中骶耻外径 17cm，其余均无异常，导致该产妇分娩困难的原因可能是

A. 扁平骨盆 　　　　　　　　　　　　　B. 畸形骨盆

C. 漏斗骨盆 　　　　　　　　　　　　　D. 横径狭窄骨盆

E. 均小骨盆

26. 陈女士，初产妇，26 岁，1 年前有流产史，此次足月分娩，胎儿顺利娩出 4 分钟后，出现阴道暗红色间歇流血，约 100ml。首先应考虑的原因是

A. 宫颈裂伤 　　　　　　　　　　　　　B. 阴道静脉破裂

C. 凝血功能障碍 　　　　　　　　　　　D. 胎盘嵌顿

E. 正常位置胎盘剥离

27. 聂女士，初产妇，28 岁，足月妊娠，诊断为臀先露。骨盆外测量：髂棘间径 26cm，髂嵴间径 28cm，骶耻外径 19.5cm，坐骨结节间径 8.5cm。骨盆内测量：对角径 13cm，坐骨棘间径 10.5cm，骶凹弧度正常。该产妇骨盆属于

A. 正常骨盆 　　　　　　　　　　　　　B. 扁平骨盆

C. 均小骨盆 　　　　　　　　　　　　　D. 横径狭窄骨盆

E. 漏斗骨盆

28. 左女士，初产妇，27 岁，孕 40 周入院待产。临产后宫缩具有正常的节律性、对称性和极性，但宫缩持续 30 秒，间隔 6~10 分钟，强度弱，产程进展缓慢，胎心音正常。目前属于

A. 协调性宫缩乏力 　　　　　　　　　　B. 不协调性宫缩乏力

C. 协调性宫缩过强 　　　　　　　　　　D. 不协调性宫缩过强

E. 子宫痉挛性狭窄

29. 张女士，初产妇，25 岁，孕 39 周，第一产程进展顺利，宫口开全已超过 3 小时，胎头位于坐骨棘下 2cm，宫缩间隔 3~4 分钟，持续 30 秒，胎心率 130 次 /min。目前的情况是

A. 正常分娩经过   B. 原发性宫缩乏力

C. 胎儿宫内窘迫   D. 第二产程延长

E. 滞产

30. 李女士，初产妇，25 岁，G_1P_0，妊娠 40 周，规律性腹痛 2 小时于昨晚 11 点入院待产。入院检查：胎位枕右前位，胎心率 136 次/min，宫口开 1 指尖，胎先露高。今天上午 7 点检查，胎心率 140 次/min，宫口开大 5cm，胎先露 S^{-1}。8 点产妇突然破膜。此时首要的护理是

A. 立即通知医生   B. 更换患者内衣

C. 查胎先露下降情况   D. 立即听胎心

E. 立即剖宫产

（31~33 题共用题干）

刘女士，初产妇，27 岁，妊娠 40 周，规律宫缩 8 小时入院。检查：髂棘间径 25cm，骶耻外径 20cm，坐骨结节间径 7.5cm。枕左前位，胎心率 135 次/min。宫口开大 4cm，胎头最低点在坐骨棘水平。3 小时后产妇呼叫腹痛难忍，检查宫缩 45s/1~2min，胎心率 105 次/min，子宫下段压痛明显。阴道检查宫口开大 5cm，胎头在坐骨棘水平。

31. 此时产程受阻的原因主要是

A. 骨盆入口狭窄   B. 中骨盆狭窄

C. 骨盆出口狭窄   D. 扁平骨盆

E. 漏斗骨盆

32. 此时最可能的诊断是

A. 协调性子宫收缩过强   B. 不协调性子宫收缩过强

C. 不协调性子宫收缩乏力   D. 先兆子宫破裂

E. 胎盘早剥

33. 此时最主要的护理措施是

A. 扶产妇下床走动   B. 进行阴道检查

C. 做好剖宫产术前准备   D. 立即报告医生并给氧气吸入

E. 安慰产妇

（34~35 题共用题干）

徐女士，初产妇，29 岁，妊娠 40 周，一般情况良好，枕左前位，胎心率 145 次/min，规律宫缩已 20 小时，宫口开大 3cm，宫缩较初期间歇时间延长，现为 10~15 分钟 1 次，持续 30 秒，宫缩高峰时子宫不硬，经检查无头盆不称。

34. 该产妇目前属于

A. 潜伏期延长   B. 活跃期延长

C. 活跃期停滞   D. 潜伏期缩短

E. 第二产程延长

35. 对该产妇护理中**错误的**是

A. 严密观察产程进展   B. 鼓励产妇进食

C. 定时听胎心   D. 做好心理护理

E. 指导产妇宫缩时向下屏气

（36~37题共用题干）

左女士，初产妇，25岁，妊娠39周，规律宫缩18小时。腹部触诊为头先露，宫缩时宫体部不硬。宫缩持续30秒，间隔6分钟。胎心率135次/min。阴道检查宫口开8cm，胎先露S^0，胎膜未破。B超检查提示：胎儿双顶径为9.1cm。

36. 最可能的诊断是
    A. 骨盆畸形　　　　　　　　　　B. 巨大胎儿
    C. 子宫收缩乏力　　　　　　　　D. 子宫收缩过强
    E. 胎儿宫内窘迫

37. 本例首选的处理是
    A. 观察1小时后再决定　　　　　B. 静脉滴注缩宫素
    C. 人工破膜　　　　　　　　　　D. 肌内注射哌替啶100mg
    E. 立即剖宫产

（38~40题共用题干）

刘女士，初产妇，25岁，妊娠39周，腹痛10小时，产妇自觉下腹部持续性疼痛。检查：下腹部压痛，宫缩高峰子宫体仍不硬，间歇期子宫没有完全放松。胎位骶右前位，胎心率130次/min，宫口开大2cm，胎膜未破。

38. 出现上述情况的原因是
    A. 不协调性宫缩乏力　　　　　　B. 协调性宫缩乏力
    C. 协调性宫缩过强　　　　　　　D. 不协调性宫缩过强
    E. 产道异常

39. 此时的处理原则应是
    A. 肌内注射哌替啶　　　　　　　B. 臀牵引术
    C. 静脉滴注缩宫素　　　　　　　D. 人工破膜
    E. 立即剖宫产术

40. 3小时后检查：宫口开大6cm，胎心率100次/min。此时正确的处理是
    A. 人工破膜　　　　　　　　　　B. 静脉滴注缩宫素
    C. 臀牵引术　　　　　　　　　　D. 剖宫产术
    E. 产钳术

（41~43题共用题干）

张女士，初产妇，28岁，妊娠39周，规律宫缩6小时，枕左前位，估计胎儿体重2 600g，胎心率145次/min，骨盆外测量未见异常。阴道检查：宫口开大3cm，未破膜，胎先露S^{+1}。

41. 此时恰当的处理应是
    A. 抑制宫缩，使其维持至妊娠40周　　B. 人工破膜加速产程进展
    C. 等待自然分娩　　　　　　　　D. 行剖宫产术
    E. 静脉滴注缩宫素

42. 若此后宫缩逐渐减弱，产程已18小时，胎膜已破，宫口开大8cm。此时恰当的处理应是

A. 继续等待自然分娩　　　　　　　B. 立即行剖宫产术

C. 静脉滴注缩宫素　　　　　　　　D. 静脉注射麦角新碱

E. 静脉注射地西泮加速产程进展

43. 此时主要的护理措施是

A. 给产妇氧气吸入　　　　　　　　B. 专人监测宫缩情况

C. 指导产妇宫缩时向下屏气　　　　D. 与产妇交谈转移注意力

E. 嘱产妇排空膀胱

（44~47题共用题干）

聂女士，23岁，G_1P_0，孕39周，因不规律腹痛4小时入院。入院查体：胎心率140次/min，胎位枕左前位，宫缩不规律，胎头浮，估计胎儿体重2 800g。骨盆测量：骶耻外径17cm，对角径12cm，坐骨结节间径8.5cm，耻骨弓>90°。阴道检查：坐骨棘无内凸，宫口未开。

44. 该产妇属于

A. 单纯扁平骨盆　　　　　　　　　B. 偏斜骨盆

C. 漏斗骨盆　　　　　　　　　　　D. 正常骨盆

E. 均小骨盆

45. 该产妇首先考虑的处理方式是

A. 给予试产机会　　　　　　　　　B. 阴道自然分娩

C. 产钳助产术　　　　　　　　　　D. 剖宫产术

E. 静脉滴注缩宫素

46. 如果产妇已临产，宫缩欠佳，胎心率140次/min。阴道检查：宫口开大1cm，先露大部分仍未入盆，应予以的处理措施是

A. 人工破膜　　　　　　　　　　　B. 静脉滴注缩宫素

C. 静脉注射地西泮　　　　　　　　D. 剖宫产术

E. 继续等待不给予特殊处理

47. 加强产力后，观察2小时，宫口开大2cm，胎头前顶已入盆，后顶未入盆。此时的处理措施是

A. 孕妇屈曲双腿　　　　　　　　　B. 继续试产

C. 人工破膜　　　　　　　　　　　D. 静脉注射地西泮

E. 立即停用缩宫素，行剖宫产结束分娩

（48~50题共用题干）

李女士，初产妇，32岁，妊娠40周，不规则宫缩2日，阴道少许血性分泌物，血压130/80mmHg，估计胎儿体重3 200g，胎心率160次/min，位于孕妇脐左下方。宫缩20s/10~15min，宫口开1cm，NST无反应型。

48. **错误的**诊断是

A. 先兆临产　　　　　　　　　　　B. 头先露

C. 胎儿宫内窘迫　　　　　　　　　D. 妊娠期高血压疾病

E. 宫内足月妊娠

49. 入院经处理,腹部阵痛加剧,宫缩 35s/3~5min,胎心率 140 次 /min,胎先露 S^{-1},宫口开 1cm。此时措施**错误的**是

    A. 入产房待产　　　　　　　　　B. 每隔 2~4 小时督促产妇排尿

    C. 每隔 1~2 小时听 1 次胎心　　　D. 静脉滴注缩宫素加速产程

    E. 每隔 4 小时做 1 次阴道检查

50. 臀位分娩,胎身自然娩出,助产者协助胎肩及胎头娩出者,称为

    A. 臀位助产术　　　　　　　　　B. 臀位牵引术

    C. 外转胎位术　　　　　　　　　D. 内转胎位术

    E. 产钳术

(51~55 题共用备选答案)

    A. 收缩力弱,具有协调性

    B. 收缩力强,具有协调性

    C. 子宫上、下段交界处子宫壁某部肌肉呈痉挛不协调收缩

    D. 收缩极性倒置,间歇期子宫肌肉不能完全放松

    E. 收缩过强且持续,无节律性放松

51. 子宫强直性收缩为

52. 高张性宫缩乏力为

53. 子宫痉挛性狭窄环为

54. 低张性宫缩乏力为

55. 正常子宫收缩为

(56~60 题共用备选答案)

    A. 潜伏期延长　　　　　　　　　B. 活跃期延长

    C. 活跃期停滞　　　　　　　　　D. 第二产程延长

    E. 胎头下降停滞

56. 活跃期宫颈口扩张速度<0.5cm/h,称为

57. 初产妇>3 小时,经产妇>2 小时(硬膜外麻醉镇痛分娩时,初产妇>4 小时,经产妇>3 小时),称为

58. 从临产规律宫缩开始至活跃期起点(5cm)称为潜伏期,初产妇>20 小时、经产妇>14 小时,称为

59. 第二产程胎头先露停留在原处达 1 小时不下降,称为

60. 当破膜且宫颈口扩张≥5cm 后,如宫缩正常,宫颈口停止扩张≥4 小时;如宫缩欠佳,宫颈口停止扩张≥6 小时,称为

(二) 案例分析

1. 方女士,初产妇,24 岁,妊娠 40 周,宫缩 3 小时后收住院。入院检查:头先露,宫缩持续 20~30 秒,间歇 5 分钟,胎心率 142 次 /min,宫口开 2.5cm,未破膜,骨盆测量 25cm-28cm-18cm-8.5cm。产妇入院 4 小时,宫口开大 4cm,宫缩持续 20~30 秒,间歇 3~4 分钟,经积极处理后,于入院 10 小时宫口开全,宫缩持续 40~50 秒,间歇 2~3 分钟。阴道检查:胎膜已破,羊水淡绿色,矢状缝于骨盆横径上,耳郭在耻骨弓下,耳背朝向母体右侧,双顶径

达胎先露 S^{+2}，胎心率 118 次 /min。

请问：

（1）该产妇目前处于什么状况？

（2）依据是什么？

（3）可能的护理诊断 / 问题有哪些？

2. 林女士，28 岁，G$_2$P$_1$，足月临产，宫缩 8 小时，刚破膜胎手脱出急转入院。检查：一般情况好，血压 120/80mmHg，全身无特殊，腹软无压痛，宫底剑突下 4 指，宫缩强，下段轻压痛，胎头于母体右侧，胎心音好，宫口近开全，胎儿上肢脱出阴道至腕，无水肿，色红润，脱出上肢与检查者右手合握。导尿 250ml，尿色清。

请问：

（1）该产妇出现了什么情况？

（2）首要的护理措施是什么？

3. 刘女士，初产妇，30 岁，G$_1$P$_0$ 妊娠 41 周，已临产 8 小时仍宫缩无力，已破膜 9 小时，胎方位骶左前位，胎心率 138 次 /min，骨盆测量 23cm-25cm-17.5cm-8.5cm，宫高 35cm，腹围 86cm，宫口开大 3cm，疑为足先露。

请问：

（1）目前该产妇处于什么情况？

（2）目前产妇应如何处理？依据是什么？

（姚丽娟　刘　慧）

第十四章 | 分娩期并发症

第一节 产后出血

【知识清单】

1. 产后出血是指胎儿娩出后 24 小时内阴道分娩者出血量≥500ml, 剖宫产者≥1 000ml。

2. 产后出血的主要原因 ①子宫收缩乏力。②胎盘因素。③软产道裂伤。④凝血功能障碍。这些原因可共存相互影响或互为因果, 其中子宫收缩乏力是产后出血最常见的原因。

3. 不同病因所致的产后出血临床表现见表 14-1。

表 14-1 不同病因所致的产后出血临床表现

原因	症状	体征
子宫收缩乏力	胎盘娩出后阴道流血较多, 色暗红, 呈间歇性, 有凝血块	腹部触诊宫底升高、子宫质软、轮廓不清, 按压宫底时可压出大量积血
胎盘因素	胎儿娩出后胎盘娩出前, 阴道流血量多, 色暗红, 间断性流出, 有血块	胎盘剥离不全、粘连、植入, 无胎盘剥离征象。胎盘已剥离而排出困难者, 子宫颈内口形成狭窄环, 已剥离的胎盘嵌顿于子宫腔内。胎盘残留者, 胎盘、胎膜不完整
软产道裂伤	胎儿娩出后, 立即出现阴道持续流血, 色鲜红, 可自凝, 出血时宫缩好	宫颈、阴道或会阴有裂口。宫颈裂伤常发生在两侧, 有时可上延至子宫下段、阴道穹
凝血功能障碍	胎儿娩出后持续性阴道流血, 血液不凝固, 同时伴有全身不同部位的出血	检查软产道无损伤, 胎盘胎膜完整, 子宫收缩良好

4. 测量产后出血量的方法 ①称重法: 失血量(ml)=[胎儿娩出后接血敷料湿重(g)-接血前敷料干重(g)]/1.05(血液比重 g/ml)。②容积法: 专用的带有容积刻度的容器收集测量或用普通容器收集后放入量杯测量。③面积法: 血湿面积按 10cm×10cm=10ml 计算。④休克指数(shock index, SI)法: 休克指数 = 脉率 / 收缩压。当 SI<0.9, 估计出血量<500ml; 当 SI=1.0, 估计出血量 =1 000ml; 当 SI=1.5, 估计出血量 =1 500ml; 当 SI≥2.0, 提示为重度休克, 估计失血量≥2 500ml。⑤血红蛋白水平的测定: 血红蛋白水平每下降 10g/ml,

估计出血量约为 400ml。但在产后出血早期，由于血液浓缩，血红蛋白水平常不能准确反映实际出血量。

5. 产后出血的预防措施　①**妊娠期**：加强孕期保健，高危人群进行科学干预。②**分娩期**：第一产程消除产妇紧张情绪，加强营养，注意休息，避免产程延长。第二产程正确保护会阴，掌握会阴切开的指征和时机；正确引导产妇使用腹压，避免胎儿娩出过快，造成软产道损伤。第三产程缩宫素是预防产后出血的首选药物。头位胎儿前肩娩出后、胎位异常胎儿全身娩出后、多胎妊娠最后 1 个胎儿娩出后给予缩宫素 10U 稀释后静脉滴注或肌内注射。有胎盘残留时及时取出，软产道有损伤及时缝合。③**产褥期**：观察产妇子宫收缩、阴道流血、会阴伤口等情况，鼓励产妇及时排尿，早期哺乳，有感染可能者遵医嘱应用抗生素。

6. 子宫收缩乏力止血方法　①**按摩子宫**：有**经腹壁按摩宫底**和**腹部－阴道双手按摩子宫法**。②**应用宫缩剂**：常用药物包括**缩宫素、麦角新碱、前列腺素类**药物。③**宫腔填塞**。④**结扎盆腔血管**。⑤**髂内动脉或子宫动脉栓塞**。⑥**切除子宫**：上述方法抢救无效时，挽救产妇生命。

第二节　子宫破裂

【知识清单】

1. **子宫破裂**　指妊娠晚期或分娩期发生的子宫体部或子宫下段发生破裂，是产科严重的并发症，若未及时处理，将直接危及产妇及胎儿生命。

2. 子宫破裂的病因　①**子宫手术史**：瘢痕子宫是近年来导致子宫破裂的常见原因。②**胎先露部下降受阻**。③**宫缩剂使用不当**。④**产科手术创伤**。⑤**其他因素**：**子宫发育异常或曾有多次宫腔操作者**。

3. 先兆子宫破裂的主要表现　包括**下腹部疼痛、病理性缩复环形成、排尿困难及血尿、胎心率改变**。

4. 完全性子宫破裂与不完全性子宫破裂的特点见表 14-2。

表 14-2　完全性子宫破裂与不完全性子宫破裂的特点

名称	主要特点
完全性子宫破裂	子宫壁**全层破裂**，宫腔与腹腔相通。破裂时感下腹部剧烈疼痛，继而**子宫收缩骤然停止**，后出现**持续性全腹疼痛**。并伴有呼吸急促、面色苍白、脉搏细数、血压下降等**休克征象**。全腹压痛明显、有反跳痛，叩诊有**移动性浊音**。子宫缩小在腹部一侧，**胎心和胎动消失**。阴道检查：**胎先露部升高甚至消失**（胎儿进入腹腔），宫颈口较原来回缩，部分产妇可触及子宫破裂口
不完全性子宫破裂	子宫肌层全部或部分破裂，而浆膜层尚未破裂，宫腔与腹腔不相通，胎儿及其附属物仍在宫腔内。**子宫轮廓清楚，破裂处压痛明显。**若破裂发生在两侧子宫血管可导致急性大出血；若破裂发生在子宫侧壁，可形成阔韧带内血肿，此时在宫体一侧可触及包块。胎心音多不规则或消失

5. 子宫破裂处理原则　①先兆子宫破裂：抑制子宫收缩，如肌内注射哌替啶100mg、静脉全身麻醉等，同时准备立即行剖宫产术，防止子宫破裂。②子宫破裂：一旦确诊子宫破裂，不管胎儿是否存活，均应在输血、输液、抢救休克的同时尽快手术。

第三节　羊水栓塞

【知识清单】

1. 羊水栓塞是指羊水突然进入母体血液循环引起肺动脉高压、低氧血症、循环衰竭、弥散性血管内凝血（DIC）、多器官功能衰竭等一系列病理生理变化的分娩期并发症，是产科特有的罕见并发症。

2. 羊水栓塞发生可能与羊膜腔内压力过高、血窦开放、胎膜破裂等因素有关。高龄初产、多产、宫颈裂伤、子宫破裂、多胎妊娠、羊水过多、子宫收缩过强、急产、胎膜早破、前置胎盘、胎盘早剥、剖宫产术、刮宫术等可能是羊水栓塞的诱发因素。

3. 羊水栓塞病理生理特点包括过敏反应、肺动脉高压、炎症损伤、弥散性血管内凝血。

4. 典型的羊水栓塞以骤然血压下降（血压下降程度与失血量不符）、低氧血症和凝血功能障碍为特征，称为羊水栓塞三联征。临床表现：①前驱症状。②心肺衰竭和休克。③凝血功能障碍。④急性肾衰竭等脏器受损。

5. 羊水栓塞的紧急处理　①改善氧合：尽早实施面罩给氧、气管插管或人工辅助呼吸。②血流动力学支持：维持血流动力学稳定，解除肺动脉高压，液体管理。③抗过敏。④纠正凝血功能障碍。⑤产科处理。⑥器官功能支持与保护。

【难点解析】

羊水中有形成分作为致敏原，作用于母体可引起Ⅰ型变态反应，导致肥大细胞脱颗粒、异常的花生四烯酸代谢产物包括白三烯、前列腺素、血栓素等进入母体血液循环，出现过敏反应。羊水中有形成分直接形成栓子，经肺动脉进入肺循环，在肺小血管内造成机械性栓塞；羊水中含有大量促凝物质，可激活外源性凝血系统，在血管内形成大量微血栓，进一步阻塞肺小血管；肺小血管栓塞反射性引起迷走神经兴奋，引起支气管痉挛和支气管分泌物增多，使肺通气、换气量减少，又反射性地引起肺内小血管痉挛，导致肺动脉高压。肺动脉高压可引起急性右心衰竭，继而导致呼吸衰竭和循环衰竭。

【护考训练】

1. 关于产后出血的定义，正确的是
    A. 分娩过程中，出血量≥500ml
    B. 胎盘娩出后，阴道出血≥500ml
    C. 胎儿娩出后，24小时内阴道流血≥500ml

D. 胎儿娩出后到产后 42 日,流血≥500ml

E. 产后 24 小时后到产后 42 日,阴道流血≥500ml

2. 产后出血最易发生的时间是

A. 产后 2 小时内   B. 产后 8 小时内

C. 产后 12 小时内   D. 产后 24 小时内

E. 产后 48 小时内

3. 导致产后出血的主要原因是

A. 子宫收缩乏力   B. 凝血功能障碍

C. 胎盘植入   D. 胎盘、胎膜残留

E. 软产道损伤

4. 与产后出血**无关**的疾病是

A. 妊娠期高血压疾病   B. 前置胎盘

C. 巨大胎儿   D. 早产

E. 羊水过多

5. 有关子宫收缩乏力性产后出血,首选的处理是

A. 乙醚刺激阴道黏膜   B. 按摩子宫并用宫缩剂

C. 双手按压腹部,按摩子宫   D. 压迫腹主动脉

E. 双侧髂内动脉结扎

6. 胎儿娩出后立即出现阴道持续流血,色鲜红,可自凝,最佳处理方法是

A. 立即徒手剥离胎盘   B. 立即应用宫缩剂

C. 立即配血、输血   D. 检查有无软产道裂伤

E. 立即按摩子宫

7. 胎儿娩出后,子宫不协调痉挛性收缩可造成

A. 胎盘残留   B. 胎盘粘连

C. 胎盘嵌顿   D. 胎盘剥离不全

E. 胎盘植入

8. 在产后出血的预防措施中,**错误的**是

A. 孕期加强监护,积极治疗贫血

B. 胎头娩出前肌内注射缩宫素

C. 胎肩娩出后立即肌内注射缩宫素

D. 胎盘未完全剥离前不可过早牵拉脐带

E. 产后观察 2 小时

9. 胎盘娩出后阴道持续性多量流血,出血不凝,应诊断为

A. 子宫收缩乏力   B. 胎盘嵌顿

C. 胎盘剥离不全   D. 软产道裂伤

E. 凝血功能障碍

10. 对胎盘粘连引起产后出血的产妇,护士应协助医生立即行

A. 按摩子宫   B. 注射缩宫素

C. 应用抗生素
D. 人工剥离胎盘术

E. 做好切除子宫的准备

11. 关于产后出血患者的护理措施, **错误的**是

A. 迅速建立静脉通道

B. 因宫缩乏力引起的出血应立即按摩子宫

C. 软产道裂伤者, 及时准确修补缝合

D. 凝血功能障碍者应治疗原发病

E. 胎盘植入者行人工剥离胎盘术

12. 关于子宫破裂, 正确的是

A. 均发生于妊娠期

B. 均发生于分娩期

C. 先兆子宫破裂见于宫缩乏力所致产程延长者

D. 对于子宫破裂者, 在纠正休克的同时, 应尽早行子宫全切术

E. 破裂的过程一般分为先兆子宫破裂和子宫破裂 2 个阶段

13. 最容易导致子宫破裂的胎位是

A. 枕右前位
B. 颏右前位

C. 臀位
D. 枕左前位

E. 忽略性横位

14. 子宫破裂按发生的原因可分为

A. 先兆破裂和子宫破裂
B. 自然破裂和损伤性破裂

C. 妊娠期破裂和分娩期破裂
D. 完全性破裂和不完全性破裂

E. 子宫体部破裂和子宫下段破裂

15. 关于先兆子宫破裂的临床表现, **错误的**是

A. 排尿困难
B. 病理性缩复环

C. 产妇烦躁不安
D. 血压迅速下降

E. 血尿

16. 属于完全性子宫破裂的临床表现是

A. 宫腔与腹腔相通
B. 腹壁扪及不到胎体

C. 阴道流出大量鲜血
D. 出现病理性缩复环

E. 宫颈口较原来扩大

17. 预防子宫破裂的措施, **不包括**

A. 加强产前检查
B. 正确使用缩宫素

C. 及时纠正异常胎位
D. 有剖宫产史的产妇应提前住院待产

E. 对有先兆子宫破裂的产妇用缩宫素加快产程

18. **不是**羊水栓塞常见病因的是

A. 子宫破裂
B. 子宫收缩乏力

C. 胎盘早剥
D. 前置胎盘

E. 剖宫产术

19. **不符合**羊水栓塞的临床表现的是
    A. 休克
    B. 出血
    C. 呼吸困难
    D. 肾衰竭
    E. 阴道流血有凝血块

20. 属于羊水栓塞前驱症状的是
    A. 突发血氧饱和度下降
    B. 憋气、呛咳
    C. 低血压
    D. 凝血功能障碍
    E. 急性肾衰竭

21. 羊水栓塞时常用的抗过敏药物是
    A. 氯苯那敏
    B. 地塞米松
    C. 阿托品
    D. 肝素
    E. 异丙嗪

22. 关于羊水栓塞的预防，**错误的**是
    A. 死胎破膜应予推迟
    B. 中期妊娠引产刮宫前不用缩宫素
    C. 中期妊娠引产待羊水放出后再钳刮
    D. 人工破膜同时进行剥膜
    E. 人工破膜避开宫缩

23. 羊水栓塞三联征是指
    A. 骤然血压下降、低氧血症、凝血功能障碍
    B. 休克、低血压、凝血功能障碍
    C. 休克、肺动脉高压、急性肾衰竭
    D. 病理性缩复环、低氧血症、凝血功能障碍
    E. 呼吸困难、低氧血症、急性肾衰竭

24. 张女士，28岁，G_2P_0，妊娠40周，顺产，胎儿体重3 500g，40分钟后，胎盘尚未娩出，阴道阵发性流血500ml，色暗红，有血块。该产妇的出血原因可能是
    A. 子宫收缩乏力
    B. 胎盘滞留
    C. 软产道裂伤
    D. 凝血功能障碍
    E. 巨大胎儿

25. 王女士，29岁，初产妇，足月阴道分娩，胎儿娩出后30分钟胎盘未娩出。检查子宫下段有一狭窄环，胎盘嵌顿于宫腔内，此时正确的处理方法是
    A. 按摩子宫底压出胎盘
    B. 肌内注射镇痛剂徒手取胎盘
    C. 麻醉下手取胎盘
    D. 大号刮匙刮取胎盘
    E. 行子宫全切术

26. 刘女士，29岁，初产妇，孕40周，下腹阵发性疼痛10小时，加剧20分钟。产妇烦躁不安。腹部检查：子宫外形呈葫芦状，压痛明显，胎心听不清楚。最可能的诊断是
    A. 先兆子宫破裂
    B. 子宫破裂
    C. 胎盘早剥
    D. 羊水栓塞
    E. 子宫痉挛性狭窄环

27. 徐女士,30 岁,初产妇,临产后因宫缩乏力静脉滴注缩宫素,破膜后不久突然出现烦躁不安、呛咳、呼吸困难、发绀,数分钟后死亡。本病例最可能的诊断是

  A. 妊娠期高血压疾病子痫   B. 低纤维蛋白原血症

  C. 羊水栓塞   D. 重型胎盘早剥

  E. 疼痛性休克

28. 陈女士,28 岁,初产妇,妊娠 40 周,出现下腹坠痛逐渐加剧,入院后娩出 1 名重 3 500g 活男婴,胎儿刚娩出,产妇突然出现气短、呛咳、呼吸困难,血压测不到。该产妇最主要的护理诊断是

  A. 活动耐力下降   B. 外周组织灌注无效

  C. 气体交换受损   D. 恐惧

  E. 有感染的危险

29. 聂女士,29 岁,初产妇,孕 41 周,在分娩中发生羊水栓塞。护理措施**错误的**是

  A. 解除肺血管痉挛   B. 补充血容量纠正休克

  C. 防止凝血功能障碍   D. 维持有效呼吸

  E. 应用缩宫素加强宫缩,缩短产程

(30~31 题共用题干)

邹女士,30 岁,初产妇,双胎妊娠,孕 38 周时经阴道分娩,当第 2 个胎儿娩出后,阴道出血约 550ml,色暗红。检查胎盘、胎膜完整,子宫时软时硬,轮廓不清,面色苍白,血压下降。

30. 该产妇出血的原因可能是

  A. 子宫收缩乏力   B. 软产道裂伤

  C. 胎膜残留   D. 胎盘滞留

  E. 凝血功能障碍

31. 对该产妇采取首要的处理措施是

  A. 取出残留的胎盘或胎膜   B. 缝合软产道

  C. 按摩子宫同时注射缩宫素   D. 输血

  E. 给抗生素

(32~33 题共用题干)

左女士,30 岁,初产妇,孕 34 周,因胎动、胎心音消失 3 日入院,经人工破膜及静脉滴注缩宫素娩出 1 名死去的女婴,之后即开始不断的阴道出血,经人工剥离胎盘及使用宫缩剂后仍无效果,出血不止,无凝血块。

32. 此例产后出血的原因可能是

  A. 宫缩乏力   B. 宫颈裂伤

  C. 子宫破裂   D. 宫内感染

  E. 凝血功能障碍

33. 对该产妇采取首要的处理措施是

  A. 子宫切除   B. 补充凝血因子

  C. 应用肝素   D. 检查软产道

E. 结扎子宫动脉

（34~35题共用题干）

李女士，初产妇，孕40周，产程进展24小时，宫口开大4cm，静脉滴注缩宫素5U后，宫缩持续不缓解，胎心率100次/min，下腹部有压痛，子宫外形呈葫芦状。

34. 此时应首先考虑的诊断为

　　A. 胎盘早剥　　　　　　　　　　B. 先兆子宫破裂

　　C. 高张性宫缩乏力　　　　　　　D. 子宫收缩过强

　　E. 痉挛性子宫

35. 最佳的处理方法是

　　A. 立即给予镇静剂

　　B. 抗休克治疗

　　C. 立即停用缩宫素，抑制宫缩同时行剖宫产

　　D. 吸氧

　　E. 剖宫产

（36~37题共用题干）

李女士，28岁，G_1P_0，妊娠40周临产，因持续性右枕后位、第二产程延长，行会阴切开、胎头吸引术助产，胎盘完整娩出5分钟后，阴道间断性流血约600ml，色暗红，查子宫软且轮廓不清，挤压宫底有大量血块流出，诊断为子宫收缩乏力性产后出血。

36. 此时给予该产妇简单有效的止血措施是

　　A. 按摩子宫　　　　　　　　　　B. 应用宫缩剂

　　C. 无菌纱布条填塞宫腔　　　　　D. 结扎子宫动脉

　　E. 子宫次全切除术

37. 经上述处理后阴道流血没有减少，应给予的止血措施是

　　A. 子宫动脉栓塞　　　　　　　　B. 应用宫缩剂

　　C. 无菌纱布条填塞宫腔　　　　　D. 结扎子宫动脉

　　E. 子宫次全切除术

（38~40题共用题干）

王女士，29岁，G_2P_1，孕36周，胎心率105次/min，因胎儿窘迫急诊行剖宫产术，胎盘娩出5分钟后产妇突发呛咳、发绀，脉搏110次/min，血压80/50mmHg，子宫软，宫底脐上1横指，子宫切口边缘广泛渗血，色暗红，不凝。

38. 该产妇最可能发生的情况是

　　A. 产后出血　　　　　　　　　　B. 羊水栓塞

　　C. 凝血功能障碍　　　　　　　　D. 先兆子宫破裂

　　E. 子宫破裂

39. 导致该情况发生的诱因可能是

　　A. 胎膜早破　　　　　　　　　　B. 前置胎盘

　　C. 胎儿窘迫　　　　　　　　　　D. 剖宫产术

　　E. 产后出血

40. 该产妇若发生凝血功能障碍，应
    A. 增加氧合   B. 解除肺动脉高压
    C. 快速补充红细胞和凝血因子   D. 抗过敏治疗
    E. 使用肝素抗凝

（周昔红）

第十五章 | 高危新生儿

第一节 新生儿窒息

【知识清单】

1. 病因　①胎儿窘迫。②呼吸中枢受到抑制或损害。③呼吸道阻塞。④先天发育异常。

2. 新生儿轻度窒息与重度窒息的鉴别见表 15-1。

表 15-1　新生儿轻度窒息与重度窒息的鉴别

项目	轻度(青紫)窒息	重度(苍白)窒息
阿普加评分	4~7 分	0~3 分
心跳	心跳规则,强且有力	心跳不规则,慢而弱
心率	80 次/min≤心率≤120 次/min	心率<80 次/min
呼吸	呼吸表浅或不规律	无呼吸或仅有喘息样微弱呼吸
肌张力	肌张力好	肌张力松弛
喉反射	存在	消失
皮肤颜色	面部与全身皮肤呈青紫色	皮肤苍白,口唇暗紫

3. 新生儿窒息的处理原则　出生后立即进行复苏和评估,而不应延迟至 1 分钟阿普加评分后进行,并由产科医生、儿科医生、助产士(师)及麻醉医生共同协作进行。参考中国新生儿复苏项目专家组编写的《中国新生儿复苏指南(2021 年修订)》,复苏步骤见新生儿窒息复苏流程图(图 15-1)。复苏后的新生儿可能潜在多器官损害的危险,应尽快转新生儿科治疗。

4. 护理要点　新生儿窒息复苏可分为 5 个步骤:快速评估、初步复苏、正压通气、胸外按压、给药。进行复苏后的新生儿有多器官损害的危险,应继续监护。置暖箱中保暖,维持直肠温度 36.5~37℃;保持安静,减少刺激;应延迟哺乳,以静脉补液维持营养。

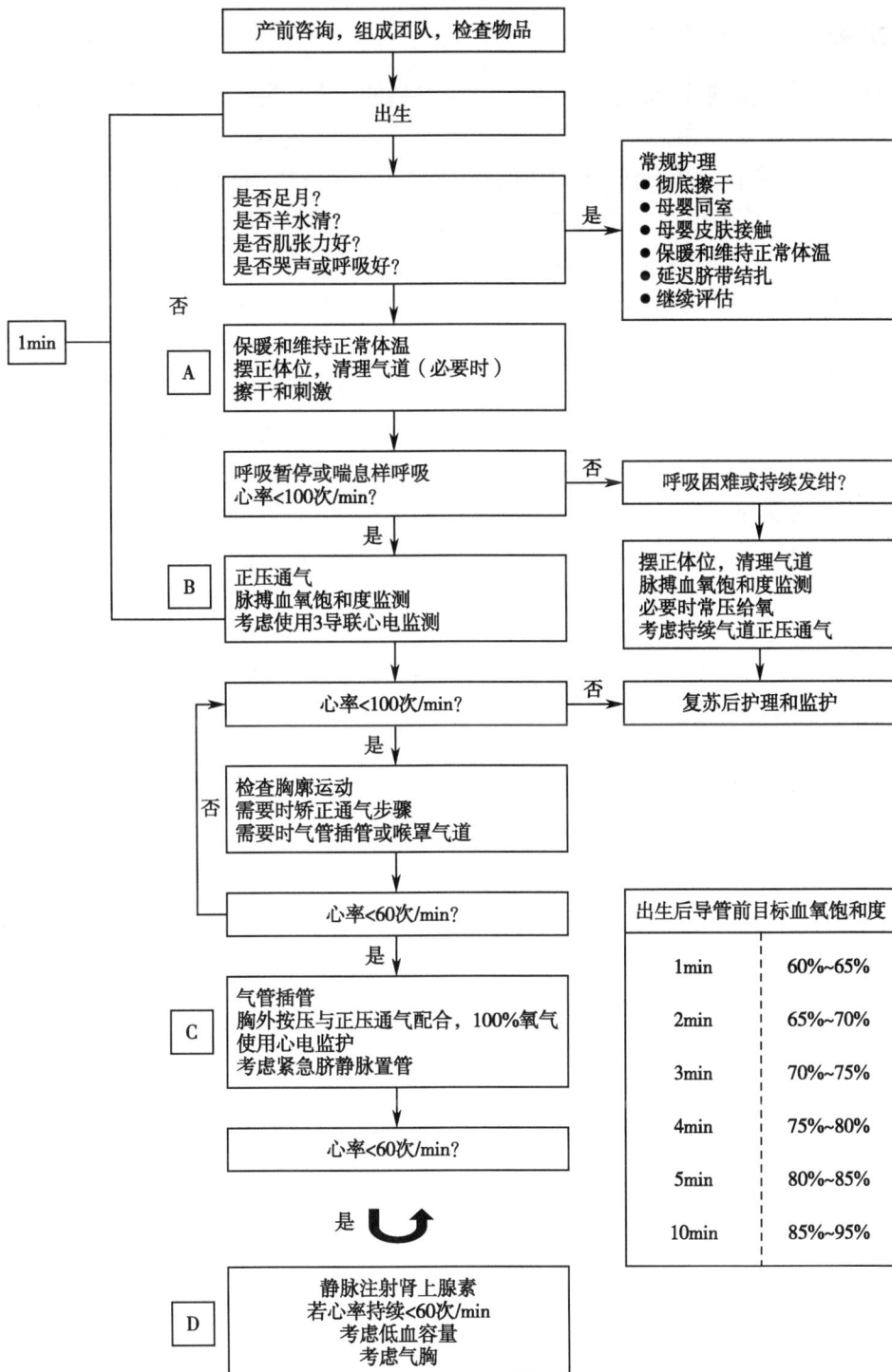

```
                    产前咨询，组成团队，检查物品
                              ↓
                             出生
                              ↓
        是否足月？
        是否羊水清？                    是      常规护理
        是否肌张力好？      ————————————→      ● 彻底擦干
        是否哭声或呼吸好？                      ● 母婴同室
                              ↓ 否                ● 母婴皮肤接触
                                                 ● 保暖和维持正常体温
        保暖和维持正常体温                        ● 延迟脐带结扎
   A    摆正体位，清理气道（必要时）              ● 继续评估
        擦干和刺激
                              ↓
        呼吸暂停或喘息样呼吸      否      呼吸困难或持续发绀？
        心率<100次/min?      ————————————→
                              ↓ 是
                                              摆正体位，清理气道
        正压通气                              脉搏血氧饱和度监测
   B    脉搏血氧饱和度监测                      必要时常压给氧
        考虑使用3导联心电监测                  考虑持续气道正压通气
                              ↓
        心率<100次/min?           否      复苏后护理和监护
                              ↓ 是    ————————————→
        检查胸廓运动
        需要时矫正通气步骤
        需要时气管插管或喉罩气道
                              ↓
        心率<60次/min?                    出生后导管前目标血氧饱和度
                              ↓ 是
                                              1min      60%~65%
        气管插管
   C    胸外按压与正压通气配合，100%氧气        2min      65%~70%
        使用心电监护
        考虑紧急脐静脉置管                     3min      70%~75%
                              ↓
                                              4min      75%~80%
        心率<60次/min?
                              ↓              5min      80%~85%
                   是   ↰
                                             10min     85%~95%
        静脉注射肾上腺素
   D    若心率持续<60次/min
        考虑低血容量
        考虑气胸
```

1min

图 15-1　新生儿窒息复苏流程图

第二节　新生儿颅内出血

【知识清单】

1. 新生儿颅内出血主要是由缺氧或产伤引起的，早产儿多见，是新生儿死亡的重要原因之一，存活者神经系统后遗症较多。

2. 病因　①缺氧。②产伤。③其他：快速输入高渗液体、血压波动过大、机械通气不当、颅内先天性血管畸形或全身出血性疾病也可引起颅内出血。

3. 临床表现　①意识改变：如激惹、过度兴奋、嗜睡或昏迷。②眼部征象：如凝视、斜视、眼震颤等。③颅内压增高的表现。④呼吸改变：呼吸增快、减慢、不规律、暂停等。⑤肌张力改变：早期增高，以后减低。⑥瞳孔不等大，对光反射减弱或消失。⑦黄疸或贫血。一般先出现兴奋症状，后转为抑制。产伤引起者多见于足月儿，以兴奋症状为主。缺氧引起者多见于早产儿，临床表现不典型，常表现为抑制症状，也可无明显症状。

4. 辅助检查　脑脊液检查、影像学检查，如超声检查、CT 或 MRI 等有助于确诊出血部位、范围及程度等。

5. 处理原则　①镇静、止痉。②降低颅内压。③控制出血。④其他治疗：使用恢复脑细胞功能的药物；根据血气分析结果酌情给予 5% 碳酸氢钠溶液静脉滴注；及时处理合并症。

6. 护理要点　保持环境安静，患儿绝对静卧，头部抬高 15°~30°。若需要将头偏向一侧时，整个身躯也应取同向侧位，保持头呈正中位，以免颈动脉受压。

第三节　产　伤

【知识清单】

1. 头颅血肿的病因　新生儿颅骨骨膜下血管破裂，血液聚积于骨膜与颅骨之间。其多因分娩时胎儿颅骨和母体骨盆相摩擦或因胎头受压时间过长损伤颅骨骨膜所致，亦可因胎头负压吸引术或产钳手术引起。

2. 头颅血肿与胎头水肿的鉴别见表 15-2。

表 15-2　头颅血肿与胎头水肿的鉴别

项目	头颅血肿	胎头水肿
部位	骨膜下血肿	胎先露皮下组织
范围	不超过骨缝	不受骨缝限制
出血时间	产后 2~3d	娩出时存在
局部特点	有波动感	凹陷性水肿
消失时间	3~8 周	产后 2~4d
处理	静卧，肌内注射维生素 K_1	无须处理

3. **锁骨骨折** 是产伤骨折中**最常见**的一种,常因无明显症状而被忽略。其多发生于巨大胎儿肩娩出困难或臀牵引术牵拉肩部时用力过猛者,自然分娩时也偶有发生。锁骨骨折多发生在锁骨中外 1/3 交界处。表现为患儿患侧肩部活动受限,局部可有肿胀和压痛,有时除拥抱反射消失外,局部可无明显表现。产伤骨折一般不需要处理,护理上应避免压迫患儿伤处或牵动患肢,可将患侧上臂固定于躯干上,使患侧手部到达对侧锁骨水平,2 周可自愈。

4. **颅骨凹陷性骨折** 多因母体骨盆突出的骶尾骨压迫胎头。存活婴儿的颅骨凹陷性骨折可随着生长发育而逐渐矫正,不需要处理。

5. **肱骨骨折** 多因臀位牵引术中,胎儿上肢娩出困难,助产者未按操作规程进行,动作粗暴。当头位分娩时,如果上肢通过耻骨联合下方,压力过大或娩出时将胎肩抬得过高,尤其巨大胎儿,也容易发生肱骨骨折。骨折部位多在肱骨中段,常为横断骨折,移位明显,患侧上肢活动受限。可在患侧腋下置一棉垫,使肘关节处于直角位,前臂屈曲置于胸前,然后加以固定,一般 2 周即可治愈。

6. **股骨骨折** 多见于臀牵引术,因用手钩取下肢时操作不当。骨折部位多在股骨中下 1/3 处。患肢活动受限,局部肿胀明显,按压患处患儿因疼痛而啼哭。处理时可用小夹板固定或悬垂牵引,2 周后可治愈。

7. **胸锁乳突肌损伤** 多因前肩娩出时过度旋转或用力牵拉胎头,也可能是一侧胸锁乳突肌先天性过短。患儿表现为斜颈。局部可有小血肿形成,血肿可于 3~7 日消失。一般不需要处理。

8. **面神经麻痹** 多由产钳压迫面神经或面神经周围有血肿压迫而引起。以周围性面神经麻痹最常见。其多在生后第 1~2 日出现,患侧鼻唇沟平坦,眼睑不能闭合,啼哭时口角向健侧歪斜,哺乳时乳汁从口角溢出。其需要多给予支持性治疗。

9. **臂丛神经麻痹** 多因臀位分娩时旋转或牵引头部或头位分娩时过度牵拉胎头导致,与锁骨骨折同样表现为上臂活动减少。有时锁骨骨折同时发生臂丛神经产伤,易被漏诊。其表现为患肢下垂、上臂靠胸内旋,肘部不能弯曲,可伴有前臂小肌群瘫痪。出生后最初几日,可用保守疗法,1 周后开始做按摩及被动运动,以防肌肉萎缩。多数患儿在出生后数周完全恢复,如症状加重或恢复缓慢者,应请外科会诊。

【护考训练】

1. 关于新生儿颅内血肿的护理措施,**错误的**是
   A. 保持安静　　　　　　　　　　B. 预防感染
   C. 经常抱起新生儿　　　　　　　D. 给予维生素 K_1
   E. 观察脸色、呼吸、心率

2. 下列**不属于**产科手术损伤的是
   A. 新生儿胸锁乳突肌血肿　　　　B. 新生儿锁骨骨折
   C. 新生儿肱骨骨折　　　　　　　D. 新生儿面神经麻痹
   E. 新生儿吸入性肺炎

3. 新生儿产伤骨折中最常见的骨折是

A. 颅骨凹陷性骨折　　　　　　　　B. 肱骨骨折

C. 锁骨骨折　　　　　　　　　　　D. 股骨骨折

E. 腓骨骨折

4. 经阴道自然娩出的新生儿，下列阿普加评分为 1 分的是

A. 经刺激咳嗽、恶心　　　　　　　B. 心率 110 次 /min

C. 呼吸规律，间断哭声响亮　　　　D. 四肢稍屈

E. 全身肤色苍白

5. 新生儿青紫窒息的体征是

A. 口唇青紫、全身苍白　　　　　　B. 肌张力消失

C. 喉反射存在　　　　　　　　　　D. 呼吸无

E. 全身肤色红润

6. 新生儿颅内血肿的护理措施需要特别注意的是

A. 保持安静恒温　　　　　　　　　B. 预防感染

C. 勿揉挤血肿　　　　　　　　　　D. 给予维生素 K_1

E. 观察脸色、呼吸、心率

7. 关于新生儿窒息的描述，**不妥的**是

A. 可因胎儿宫内窘迫引起

B. 产时使用麻醉剂会造成新生儿窒息

C. 青紫为轻度窒息

D. 苍白窒息，全身皮肤苍白，仅口唇呈暗紫色

E. 出生后 5 分钟阿普加评分≤5 分，新生儿窒息后遗症机会明显增加

8. 张女士，孕 37 周，行胎头吸引术阴道助产，新生儿出生后发现有头颅血肿。头颅血肿处理正确的是

A. 头颅血肿 1 日即可消失，不必观察　　B. 避免刺激

C. 穿刺抽血　　　　　　　　　　　　　D. 不用止血药

E. 局部按摩可促进吸收

9. 李女士，孕 40 周，新生儿体重 3 800g，新生儿娩出后发现右侧锁骨骨折。新生儿锁骨骨折最常见的原因为

A. 助产手法不当　　　　　　　　　B. 骨盆狭窄

C. 胎位不正　　　　　　　　　　　D. 巨大胎儿

E. 剖宫产

10. 新生儿，出生时重度窒息，经气管插管吸净羊水、黏液，并加压给氧，经抢救复苏后的护理，**错误的**是

A. 注意保暖

B. 间断给氧

C. 静脉补液维持营养

D. 观察患儿面色、呼吸、心率、体温、出入量

E. 尽早哺乳

（11~13题共用题干）

新生儿，出生1分钟，助产士对其进行评估时发现心率70次/min，呼吸弱而不规则，全身皮肤苍白，四肢肌张力松弛，刺激咽喉无反应。

11. 该新生儿阿普加评分应得

    A. 1分   B. 2分

    C. 3分   D. 4分

    E. 5分

12. 对该新生儿进行复苏时，首选的护理措施是

    A. 正压通气   B. 清理呼吸道

    C. 吸氧   D. 人工呼吸

    E. 胸外心脏按压

13. 复苏后的新生儿，助产士监护时需要维持其直肠温度为

    A. 20~22℃   B. 25~27℃

    C. 28~30℃   D. 36.5~37℃

    E. 32~35℃

（14~16题共用题干）

徐女士，初产妇，妊娠40周，规律宫缩12小时，娩出的新生儿无呼吸，羊水Ⅱ度污染，四肢稍屈，肤色苍白。

14. 根据上述新生儿的状况，首先采取的措施是

    A. 立即通知医生   B. 立即给予新生儿吸氧

    C. 立即启动复苏程序   D. 立即听胎心

    E. 立即给予新生儿药物治疗

15. 新生儿经初步复苏后，心率为70次/min，应首选的处理措施是

    A. 清理呼吸道   B. 给予肾上腺素

    C. 正压通气   D. 进行新生儿阿普加评分

    E. 检查心肺功能

16. 新生儿经上述复苏后，心率为50次/min，应首选的处理措施是

    A. 正压通气+胸外按压   B. 检查血压

    C. 给予纳洛酮   D. 反复刺激

    E. 血气分析

（17~21题共用备选答案）

    A. 轻度新生儿窒息   B. 重度新生儿窒息

    C. 急性胎儿宫内窘迫   D. 慢性胎儿宫内窘迫

    E. 新生儿产伤

17. 胎儿娩出后1分钟仅有心跳而无呼吸，阿普加评分4~7分为

18. 胎儿在宫内有缺氧现象，危及胎儿健康和生命，多发生在临产过程中的是

19. 胎儿娩出后1分钟仅有心跳而无呼吸，阿普加评分0~3分为

20. 胎儿在宫内有缺氧现象，危及胎儿健康和生命，多发生在妊娠期的是

21. 与难产相伴,产科手术助产或分娩处理不当的新生儿可发生的是

(22~24题共用备选答案)

A. 30次/min
B. 90次/min
C. 120次/min
D. 按压深度为胸骨前后径1/3
E. 按压深度为胸骨前后径1/2

22. 对窒息的新生儿进行正压通气+胸外按压时,正压通气的频率为

23. 对窒息的新生儿进行正压通气+胸外按压时,胸外心脏按压的频率应为

24. 助产士对新生儿进行胸外心脏按压时胸廓按下的深度为

（宋沉思）

第十六章 | 异常产褥

第一节 产褥感染

【知识清单】

1. **产褥感染是指分娩期及产褥期生殖道受病原体侵袭**,在产褥期引起的**生殖器官局部或全身的感染性病变**。产褥感染是常见的产后并发症,是产妇死亡的 4 大原因之一。

2. 分娩 24 小时后的 10 日内,每日测量体温 4 次,有 2 次体温达到或超过 38℃者,称**为产褥病率**。

3. **产褥感染是产褥病率最常见的原因**,此外尿路感染、上呼吸道感染、急性乳腺炎等感染性疾病均可引起产褥病率。

4. 感染途径分内源性感染与外源性感染。厌氧性链球菌和杆菌是产褥感染中最常见的病原体。

5. **产褥感染多以发热、疼痛、恶露改变为主要症状**。由于感染部位、机体反应程度、病原体种类不同,其临床表现也不同。其主要分为:①会阴伤口感染。②阴道、宫颈感染。③子宫感染:包括急性子宫内膜炎、子宫肌炎。④急性盆腔结缔组织炎、急性输卵管炎。⑤急性盆腔腹膜炎及弥漫性腹膜炎。⑥血栓性静脉炎:**下肢血栓性静脉炎,表现为弛张热,下肢持续性疼痛,局部静脉压痛或触及硬索状,使血液回流受阻,引起下肢水肿,皮肤发白,称为股白肿**。⑦脓毒血症及败血症。

6. 治疗原则　①**首选广谱高效抗生素**,严格遵守药物配伍原则,使用前认真做好药敏试验,根据药敏结果选用有效抗生素控制感染。②支持疗法:高热者给予物理降温。伤口疼痛者给予镇痛药。病情严重者注意纠正水电解质失衡。③采取切开引流、穿刺等方法清除感染物。④血栓性静脉炎患者,在应用大剂量抗生素的同时,加用肝素钠或尿激酶进行溶栓治疗,用药期间监测凝血功能等。

7. 护理要点　①**采取半卧位或抬高床头有利于恶露排出和炎症局限**。②做好病情观察和记录。③保证产妇获得充足的睡眠和合理的营养,保证足够的液体摄入。④遵医嘱正确使用抗生素,严格遵守药物配伍原则。注意抗生素使用的时间间隔,维持血液中有效药物浓度。⑤做好会阴部护理,**严格做好床边隔离措施,防止交叉感染**。⑥下肢血栓性静脉炎产妇应抬高患肢,局部保暖、湿热敷。**体温高达 39℃者应采取有效的物理降温**。⑦配合医生做好手术患者的护理。

第二节 晚期产后出血

【知识清单】

1. 晚期产后出血是指分娩 24 小时后, 在产褥期内发生的子宫大量出血, 又称为产褥期出血。其产后 1~2 周发病最常见, 亦有迟至产后 6 周发病者。

2. 引起晚期产后出血的最常见的原因是胎盘、胎膜残留, 其他原因还有蜕膜残留、子宫胎盘附着面感染或复旧不全、剖宫产术子宫切口裂开等。

3. 由胎盘、胎膜残留所致者发生于产后 10 日左右, 残留的胎盘组织发生变性、坏死、机化, 形成胎盘息肉, 当坏死组织脱落时, 暴露基底部血管, 引起大出血。其临床表现为血性恶露持续时间延长, 以后反复出血或突然大量流血。检查发现子宫复旧不全, 宫口松弛, 有时可触及残留组织。

4. 治疗原则 根据出血原因针对性治疗, 同时给予抗生素预防。

5. 护理要点 ①密切观察生命体征、子宫复旧、阴道出血情况, 一旦阴道出血增多及时通知医生, 并做好抢救失血性休克准备。②配合医生查明出血原因, 尽快止血, 预防感染。③给予营养支持, 提供高蛋白高热量饮食。

第三节 产后抑郁症

【知识清单】

1. 产后抑郁症是指产妇在产褥期出现抑郁症状, 是产褥期精神综合征中最常见的一种类型。

2. **主要表现** ①情绪改变。②认知改变。③行为改变。④生理改变。

3. 治疗原则 ①心理治疗。②中重度产后抑郁、焦虑患者, 可给予药物干预。

4. 护理要点 **加强对产妇的照顾是缓解产后抑郁症最有效的方法。**①提供温馨、舒适的环境, 保证足够的睡眠, 鼓励产妇白天可从事多次短暂的轻体力活动, 合理安排饮食。②做好心理护理。③指导母乳喂养, 鼓励产妇多参与照顾婴儿, 培养产妇的自信心。④指导产妇及家属正确使用抗抑郁药。⑤做好安全防护, 防止意外发生。⑥预防: 加强对孕产妇的精神关怀, 在分娩过程中对产妇多加关心和爱护, 产后及时向产妇及家属传授育婴知识, 利用心理量表对产妇进行产后抑郁症早期筛查。

【护考训练】

1. 有关产褥感染的处理原则, **错误的**是
   A. 选用有效的抗生素
   B. 改善全身一般情况
   C. 半卧位有利于引流
   D. 禁用宫缩剂, 避免感染扩散
   E. 产后 3 日下腹部阵痛, 有时需要服用镇痛药

2. 关于产褥感染的描述, 正确的是

A. 指产后生殖器官及全身感染

B. 指产后发热

C. 指产后24小时至10日内发热

D. 指分娩时及产褥期生殖道受病原体感染,引起局部和全身的炎症变化

E. 乳腺炎也属于产褥感染

3. 关于产褥感染的护理,**错误的**是

A. 保证产妇充分休息和睡眠   B. 保持床单及衣物清洁,促进舒适

C. 产妇平卧位,臀部抬高   D. 做好病情观察与记录

E. 正确执行医嘱,注意抗生素使用的间隔时间

4. 在产褥感染中可形成股白肿的是

A. 急性子宫内膜炎   B. 急性输卵管炎

C. 急性盆腔腹膜炎   D. 急性盆腔结缔组织炎

E. 下肢血栓性静脉炎

5. **不属于**产褥感染来源的是

A. 妊娠晚期性交   B. 医务人员手被污染

C. 污染的产科手术器械   D. 产妇阴道或肠道寄生的细菌

E. 产后应用缩宫素

6. 关于产褥感染产妇健康教育,**错误的**是

A. 注意饮食营养   B. 充分休息,适当活动

C. 根据病情可自行用药解决   D. 保持会阴清洁

E. 观察病情变化

7. 关于产褥感染的护理措施,**错误的**是

A. 感染者可不必隔离,母婴同床   B. 半坐卧位,有利于恶露引流

C. 严密观察生命体征   D. 注意口腔、皮肤的清洁护理

E. 保持会阴清洁

8. 外源性产褥感染的主要致病菌是

A. 厌氧芽孢梭菌   B. 金黄色葡萄球菌

C. 需氧性链球菌   D. 消化链球菌和消化球菌

E. 类杆菌属

9. 下列**不是**产褥感染表现的是

A. 发热   B. 疼痛

C. 异常恶露   D. 血常规检查示中性粒细胞增高

E. 尿频尿急

10. 关于血栓性静脉炎早期治疗,处理最恰当的是

A. 抬高患肢   B. 防寒保暖

C. 局部热敷   D. 弹力绷带缠敷

E. 忌食辛辣

11. 张女士,初产妇,从分娩后第2日起,持续3日体温在37.5℃左右,子宫收缩好,无

压痛,会阴伤口红肿、疼痛,恶露淡红色,无臭味,双乳软,无硬结。发热的原因最可能是

    A. 会阴伤口感染   B. 乳腺炎

    C. 产褥感染   D. 上呼吸道感染

    E. 乳头皲裂

12. 白女士,25 岁,G_2P_1,足月妊娠,胎膜早破,自然分娩后第 3 日,体温 38.8℃,恶露血性、浑浊、有臭味,宫底平脐,压痛。白细胞计数 $15.8×10^9/L$,中性粒细胞占比 80%,最可能的诊断是

    A. 急性宫颈炎   B. 急性子宫内膜炎及子宫肌炎

    C. 急性输卵管炎   D. 急性盆腔腹膜炎

    E. 急性外阴炎

13. 王女士,28 岁,产后 8 日,发热、腹痛 5 日入院。体温 39.2℃,血压 110/85mmHg,急性痛苦病容,下腹压痛。妇科检查:子宫如妊娠 4 个月大,触痛明显。子宫左侧触及 1 个拳头大、有压痛实性包块。本病例应诊断为产褥感染中的

    A. 急性子宫内膜炎   B. 急性子宫肌炎

    C. 急性子宫结缔组织炎   D. 弥漫性腹膜炎

    E. 急性外阴炎

14. 刘女士,25 岁,4 日前分娩,胎盘完整娩出,阴道流血约 300ml,产后口服消炎药,自昨晨起寒战,体温达 39.0℃。检查:下腹有压痛,附件区扪及边缘不整包块。本例应诊断为

    A. 急性子宫内膜炎   B. 急性子宫肌炎

    C. 急性输卵管炎   D. 急性盆腔结缔组织炎

    E. 急性外阴炎

15. 徐女士,27 岁,初产妇,产后 4 日出现下腹痛、低热,恶露量多,臭味明显,子宫平脐,压痛明显。下列诊断符合实际的是

    A. 急性子宫内膜炎   B. 急性子宫肌炎

    C. 急性盆腔结缔组织炎   D. 盆腔腹膜炎

    E. 急性外阴炎

16. 李女士,自然分娩后 3 日,出现下腹痛,体温高达 39.5℃,恶露多有臭味,子宫底平脐,子宫体软,无压痛,最可能的诊断是

    A. 急性子宫内膜炎   B. 急性盆腔结缔组织炎

    C. 急性子宫肌炎   D. 急性盆腔腹膜炎

    E. 急性输卵管炎

17. 聂女士,G_2P_1,妊娠 39 周,胎膜早破 4 日临产入院。因第二产程延长行胎头吸引术,产后第 4 日出现高热,体温 39℃,宫底脐上 1 横指,恶露血性混浊有臭味,白细胞计数升高。以下护理**不妥**的是

    A. 帮助产妇做好会阴护理,及时更换会阴垫

    B. 立即给予药物降温

    C. 做好病情观察与记录

D. 产后遵医嘱使用广谱抗生素

E. 保证产妇充分休息和睡眠

18. 左女士，28 岁，初产妇，妊娠 40 周，胎膜早破，家中分娩 26 小时未成功，来医院行子宫下段剖宫产术，分娩 1 名女活婴，术中见羊水混浊，有臭味，术后发热 7 日，剖宫产 19 日后阴道突然出现多量流血，最可能的病因是

    A. 胎盘胎膜残留

    B. 蜕膜残留

    C. 子宫胎盘附着面感染或复旧不全、感染

    D. 剖宫产术子宫切口裂开

    E. 黏膜下肌瘤

19. 高女士，27 岁，初产妇，半个月前经阴道自然分娩，产后出血量约 700ml，未输血，至今恶露量多，有臭味。检查宫底在耻骨联合上 2cm，有压痛。子宫左侧触及 6cm×7cm×5cm 有压痛肿块。**错误的**处理方法是

    A. 取宫腔分泌物做细菌培养   B. B 超检查

    C. 静脉滴注广谱抗生素   D. 查白细胞总数及分类

    E. 行剖腹探查

（20~21 题共用题干）

戴女士，26 岁，4 日前分娩，手取胎盘完整娩出，阴道流血约 400ml。自昨晨起寒战后高热达 39.4℃，呈弛张热型，恶露量多且臭味明显，检查下腹压痛明显，盆腔触及边缘不整形肿块。

20. 最可能的诊断为

    A. 急性子宫内膜炎   B. 急性子宫肌炎

    C. 急性输卵管炎   D. 急性盆腔结缔组织炎

    E. 急性盆腔腹膜炎

21. 初步判断病原体是

    A. 以大肠埃希菌为主   B. 以金黄色葡萄球菌为主

    C. 以乙型溶血性链球菌为主   D. 以沙眼衣原体为主

    E. 以厌氧链球菌及大肠埃希菌为主

（22~23 题共用题干）

杨女士，25 岁初产妇，10 日前在家分娩，产后出现持续血性恶露，无异味，1 日前出现阴道流血量增多，约 500ml，无寒战高热，查体子宫如妊娠 4 个月大，质软，压痛不明显，宫口容 2 指。

22. 患者晚期产后出血的最可能原因是

    A. 子宫内膜炎   B. 蜕膜残留

    C. 子宫黏膜下肌瘤   D. 胎盘胎膜残留

    E. 子宫复旧不良

23. **不恰当**的处理是

    A. 广谱抗生素预防感染   B. 加用宫缩剂

C. 积极准备下行清宫术   D. 子宫全切术

E. 支持治疗

（24~26题共用题干）

田女士，27岁产妇，10日前经阴道分娩，产后出血约650ml，未输血。现低热，恶露多有臭味，查子宫约妊娠4个月大，有明显压痛，双合诊触及子宫右侧6cm×7cm×8cm包块，有明显压痛、质软、界限不清。

24. 最可能的诊断是

A. 急性子宫内膜炎   B. 急性子宫肌炎

C. 急性盆腔结缔组织炎   D. 急性盆腔腹膜炎

E. 弥漫性腹膜炎

25. 最主要的病原菌是

A. 金黄色葡萄球菌   B. 类杆菌属

C. 乙型溶血性链球菌   D. 沙眼衣原体

E. 厌氧革兰氏阳性球菌

26. **不恰当**的处理是

A. B超检查盆腔   B. 取宫腔分泌物行细菌培养

C. 静脉滴注广谱抗生素   D. 肌内注射缩宫素加强宫缩

E. 立即刮宫清除残留胎盘

（27~28题共用题干）

李女士，24岁初产妇，于今日早晨经阴道顺产1名男婴，产程进展顺利。

27. 为了防止尿潴留，指导产妇第1次排尿的时间应该是在产后

A. 4~6小时   B. 6~8小时

C. 8~10小时   D. 8~12小时

E. 10~12小时

28. 该产妇产后第4日，出现双乳胀痛，乳汁排流不畅，最常见的原因是

A. 乳头凹陷   B. 未及早按摩、热敷乳房

C. 未给新生儿多吸吮   D. 进食少

E. 卧床时间长，活动少

（杨 波）

第十七章 | 产房常用手术及护理配合适宜技术

第一节 电子胎心监护

【知识清单】

1. 电子胎心监护**原理** 是借助电子胎心监护仪来监测胎儿的心率和宫缩压力波形的医疗技术。通过胎心基线率水平、胎心基线变异和胎心周期性变化来综合判断胎儿储备能力，评估胎儿的健康状况和宫内安危。

2. 电子胎心监护**操作流程** **仪器检查**（确保仪器处于正常工作状态）→**医患沟通**（解释电子胎心监护的目的和过程，使其感到舒适和放松）→**孕妇准备**（指导孕妇排空膀胱，松开裤带，并采取适当的体位以便进行胎心监护）→**探头放置**（正确放置胎心探头和宫缩探头，以确保获取准确的胎儿和宫缩信息）→**监测过程**（启动电子胎心监护仪并开始记录，观察 20~40 分钟，必要时刺激胎头以获取反应）→**数据分析**（注意胎心的基线、变异和加速等指标，以及宫缩的情况，根据这些指标判断胎儿的状况）→**知情同意**（告知孕妇监护结果，协助孕妇离开）。

3. 电子胎心监护**注意事项** ①开始监护前检查监护仪性能是否良好，是否处于备用状态，时间是否准确。②操作者温暖双手，孕妇注意保暖和保护隐私，加强人文关怀。③监护过程中应关注胎心率的变化，注意仪器走纸是否正常，图纸描记线是否连续。

4. 电子胎心监护**结果判读** 正常胎心基线范围：110~160 次 /min，胎心率振幅波动6~25 次 /min 和摆动频率≥5 次 /min。早期减速（early deceleration，ED）：一般发生在第一产程后期，由宫缩时胎头受压引起，不受吸氧与体位改变的影响。变异减速（variable deceleration，VD）：一般认为由宫缩时脐带受压，兴奋迷走神经所致，吸氧与体位改变可使其消失。**晚期减速**（late deceleration，LD）：一般认为是胎盘功能不良、胎儿缺氧的表现，一般需要立即处理。

第二节 会阴消毒、阴道检查技术

【知识清单】

1. 会阴消毒**步骤** ①**擦洗**：尿道口→阴道口→左右侧小阴唇→大阴唇→阴阜→两侧

大腿内上 1/3 →会阴体→两侧臀部→肛门周围→肛门。②**冲洗**：阴阜→大腿内上 1/3 →腹股沟→大小阴唇→两侧臀部→会阴→肛门，必要时重复擦洗和冲洗一遍或多遍，以确保外阴清洁。③**擦干**：尿道口→阴道口→小阴唇→大阴唇→腹股沟→阴阜→大腿内上 1/3 →会阴→两侧臀部及肛门。④**消毒**：用卵圆钳（第 2 把）夹取 0.5% 碘伏棉球消毒外阴，顺序同擦洗。⑤**整理**：撤去便盆与臀下一次性会阴垫，垫好无菌治疗巾。

2. 阴道检查**技术**　宫缩间歇期，操作者右手示指、中指轻轻伸入阴道内，示指、中指伸直并拢检查，其余手指屈曲。示指指腹向后触及尾骨尖端，了解尾骨活动度，再触摸两侧坐骨棘是否突出并确定胎先露高低。然后用指腹探查宫口，摸清其四周边缘，估计宫口扩张厘米数及先露周围有无脐带等异常组织，若先露为头，还需要**了解矢状缝及囟门，确定胎方位**。

3. 会阴消毒**注意事项**　当进行第二三遍外阴消毒时，消毒范围不能超过第一遍范围。注意保护产妇隐私及保暖，关心体贴产妇。

4. 阴道检查**注意事项**　临产后应在**宫缩间歇期**进行阴道检查，等待一次宫缩，感受**宫口扩张和胎先露下降情况**。应以一次检查清楚为原则，不得反复进出阴道，同时应控制检查的次数。

第三节　人工破膜术

【知识清单】

1. 人工破膜引产的**目的**　加速产程进展，同时可以观察羊水性状，帮助判断胎儿宫内情况。一般情况下，无须人工破膜，只有在产程停滞、查看羊水情况或需要引产等必要时，才使用这项技术。

2. 人工破膜术**适应证**　引产、加速产程进展、宫口开全，胎膜不能自破者、行胎心内监护时、了解胎儿宫内情况，观察羊水性状、宫腔内减压。

3. 人工破膜术**禁忌证**　①有明显头盆不称、产道阻塞者。②胎位异常如横位、臀位者。③胎盘功能严重减退者。④宫颈不成熟者。

4. 人工破膜术**注意事项**　①破膜**前后需听胎心音**，破膜须在**宫缩间歇时进行**，避免羊水急速流出引起**脐带脱垂或羊水栓塞**。②破膜口要**小**，破口位置**要低**，让羊水缓缓流出。③破膜后观察羊水量、颜色、性状等，若宫缩仍未改善可考虑使用缩宫素加强宫缩。

第四节　缩宫素静脉滴注技术

【知识清单】

1. 缩宫素静脉滴注技术**适应证**　①妊娠已达 41 周仍未临产者或过期妊娠者。②因胎儿及其附属物因素，需要终止妊娠者。③胎膜早破，破膜后 2~12 小时仍未临产者。④糖尿病、慢性高血压等妊娠合并症能耐受阴道分娩需要终止妊娠者。⑤产程中原发或继发协调性宫缩乏力胎心好,胎位正常,头盆相称者。

2. 缩宫素静脉滴注技术**绝对禁忌证**　①骨盆、胎位异常等明显头盆不称因素,不能经阴道分娩者。②软产道异常不能经阴道分娩者。③子宫过度膨胀;孕妇患严重合并症或并发症,不能耐受阴道分娩者。④因胎儿附属物异常不能经阴道分娩者。

3. 缩宫素静脉滴注技术**相对禁忌证**　①具备阴道分娩条件的臀位者。②经产妇分娩次数≥5次者。③畸形子宫或瘢痕子宫者。

4. 缩宫素静脉滴注**指征**　协调性子宫收缩乏力,宫口开大3cm,胎心好,胎位正常,头盆相称者。

5. 缩宫素**静脉滴注方法**　①2.5U缩宫素加入500ml的生理盐水注射液/乳酸钠林格注射液中,一般起始滴速为8滴/min。对于宫缩不规律或者经产妇进行引产,起始滴速可调整为4滴/min。②从小剂量开始循序增量调节滴速,最大滴速**不得超过40滴**/min。③专人看管,直到有效宫缩,即10**分钟内出现3次宫缩**,维持宫缩时宫腔内压力达到50~60mmHg,每次宫缩**持续40~60秒**,伴有宫颈的缩短和宫口的扩张。

6. 缩宫素静脉滴注技术**注意事项**　①专人观察宫缩强度、频率、持续时间及胎心率的变化,及时记录。②宫缩未调好前,每隔15分钟听1次胎心,调好宫缩后行胎心监护。③警惕过敏反应。④禁止肌内注射、皮下注射、穴位注射及鼻黏膜用药。⑤宫缩过强及时停用缩宫素,必要时使用宫缩抑制剂。⑥缩宫素静脉滴注引产失败应改用其他方法引产。

第五节　会阴切开缝合术

【知识清单】

1. 会阴切开缝合术的**目的与手术方式**　为避免会阴严重裂伤,减轻分娩时的阻力,有利于胎儿娩出,缩短第二产程。常用的手术方式有会阴侧斜切及会阴正中切2种,临床上以前者多用。WHO建议会阴切开率应控制在10%左右。

2. 会阴切开缝合术**适应证**　①母体局部因素,可能引起会阴严重裂伤者。②胎儿因素如早产儿、巨大胎儿、胎儿宫内窘迫等。③阴道助产术前准备。④第二产程延长、需要缩短第二产程的情况。

3. 会阴**切开**　会阴侧斜切开角度为会阴后联合中线左侧呈45°,会阴高度膨隆时可为60°,**剪刀刃与皮肤垂直**,在宫缩时一次全层切开,切口一般**长4~5cm**。会阴正中切开:沿会阴后联合的中央向肛门方向垂直于宫缩时一次全层切开,长2~3cm,注意不要伤及肛门外括约肌。

4. 会阴**缝合**　自切口顶端上方0.5cm处开始缝合阴道黏膜,用可吸收缝线以约1cm针距间断或连续缝合至处女膜环,并对齐处女膜环。最后用1号丝线间断缝合皮肤,也可用3-0号可吸收缝线连续皮内缝合法缝合皮肤(此法可不拆线)。**缝合完毕取出阴道内带尾纱布**,常规肛门检查。

5. 会阴切开缝合**注意事项**　①会阴切开**时间应在预计胎儿娩出前5~10分钟**,不宜过早;在宫缩同时切开会阴,把握切开时机。②切开时**剪刀刃应与皮肤垂直,一次全层剪开**,黏膜、肌层与皮肤切口长度应一致。③缝合时注意层次清楚,切口对齐,不留无效腔。当缝合阴道黏膜时注意不能穿透直肠黏膜,**如有缝线穿过直肠黏膜,应立即拆除,重新缝合**,防止形成阴道直肠瘘。④缝线不可过紧,以免组织水肿导致缝线嵌入组织内,影响愈合。

6. 会阴切开缝合术术后**护理要点** ①保持会阴清洁,术后 5 日内用碘伏棉球擦洗外阴,2 次 /d;②产妇感觉会阴伤口胀痛,如无血肿,仅为**会阴水肿**者,可遵医嘱 **24 小时内冷敷或 95% 乙醇湿敷,24 小时后可用 50% 硫酸镁溶液湿热敷或红外线照射**。③如伤口出现红、肿、热、硬结或针眼渗出脓性分泌物,应配合医生及时进行拆线、清创、换药等处理。④如会阴伤口感染及愈合不良,可于**产后 7~10 日起给予高锰酸钾溶液坐浴**。⑤术后嘱产妇多向**健侧卧位**。⑥如需拆线,**正常在 3~5 日愈合后拆线**,记录拆线情况。

第六节　胎头吸引术

【知识清单】

1. 胎头吸引术是将胎头吸引器置于胎头上,形成一定负压后吸住胎头,按胎头娩出机制,通过牵引协助胎头娩出的手术。

2. 胎头吸引术**适应证** ①分娩时不宜用力,缩短第二产程者。②轻度胎儿窘迫需要尽快结束分娩者。③宫缩乏力导致第二产程延长者。④转正胎位,助娩胎头者。

3. 胎头吸引术**禁忌证** ①头盆不称,胎位异常者。②产道畸形、阻塞,宫颈癌者。③子宫脱垂手术后,尿瘘修补术后者。④刚进行过胎儿头皮采血者。

4. 胎头吸引术**手术条件** ①活胎,顶先露。②头盆相称。③胎头双顶径已达坐骨棘水平以下。④宫口开全,胎膜已破。⑤有一定强度的子宫收缩。

5. 胎头吸引术**操作步骤** 检查器械→外阴消毒、铺巾、导尿→阴道检查,明确条件→会阴切开→放置胎头吸引器→抽吸负压(200~300mmHg)→牵引吸引器→助娩胎体。

6. 胎头吸引术**注意事项** ①吸引器必须放置正确,**应避开囟门**。②宫缩时沿着产轴**方向牵引**。③牵引时如有漏气或脱落,应查找其原因。④放置一般**不超过 2 次**,牵引时间一般主张 **10~15 分钟**,全部牵引时间**不宜超过 20 分钟**,否则应改用产钳术助产。⑤由于阴道操作次数多,术后**常规给予抗生素**。

第七节　低位产钳术

【知识清单】

1. 产钳术是用产钳牵引胎头,协助胎儿娩出的手术。根据手术时胎头骨质最低部在骨盆内的位置,分为**出口产钳术、低位产钳术、中位产钳术和高位产钳术** 4 类。出口产钳术用于胎儿颅骨已到达骨盆底,可见于阴道口时;**低位产钳术**用于胎儿颅骨指示点在胎

先露 S^{+2} 以下；目前我国助产绝大部分采用**低位产钳术**，中位以上的产钳术已被剖宫产术替代。

2. 产钳术**适应证** ①同胎头吸引术。②胎头吸引术失败者或产妇昏迷不能增加腹压者。③臀位分娩后出胎头困难者，剖宫产胎头娩出困难者。④面先露（颏前位）娩出困难者。

3. 产钳术**禁忌证** ①绝对和相对头盆不称，胎头未衔接者。②严重胎儿窘迫，估计短时间内不能经阴道结束分娩者。③畸形儿、死胎。④宫口未开全者。

4. 产钳术**手术条件** ①与胎头吸引术条件基本相同。②胎先露必须明确，如顶先露或颏前位等。③臀位产只用于牵拉后出头。

5. 产钳术**操作步骤** 检查器械→外阴消毒、铺巾、导尿→阴道检查，明确条件→会阴切开→放置产钳（先放左钳叶再放右钳叶）→合拢产钳→检查钳叶位置→试牵产钳→牵引→取下产钳（先取下右钳叶，再取下左钳叶）。

6. 产钳术**注意事项** ①术前必须查清胎方位，才能正确放置产钳。②牵拉产钳时用力要均匀，速度不宜过快，产钳不能左右摇晃。③当胎头仰伸、额部外露时，立即停止用力，以免造成严重的会阴裂伤。④胎盘娩出后，常规检查软产道有无裂伤，有裂伤给予缝合。

7. 产钳术**护理措施** ①术后立即检查有无新生儿产伤。②仔细检查软产道，预防产后出血的发生。③产钳术后易发生尿潴留，应尽早处理，必要时导尿。

第八节　臀位助产术

【知识清单】

1. 臀位分娩分为**自然分娩**、**臀位助产术**和**臀位牵引术**等。臀位牵引术已逐渐被剖宫产术取代，**臀位助产术**即胎臀自然娩出至脐部后，**胎肩及后出胎头由接产者协助娩出**。

2. 臀位助产术**适应证** ①孕周≥36周。②胎儿为单臀先露或混合臀先露，且其体重不超过 3 500g，无胎头仰伸。③产道无异常。④死胎或估计胎儿出生后难以存活者。

3. 臀位助产术**禁忌证** ①胎儿足先露。②胎儿窘迫。③有妊娠合并症或并发症不适于阴道分娩者。④胎头仰伸呈所谓"望星式"者。⑤脐带先露或隐性脐带脱垂。⑥有难产史者。

4. 臀位助产术**操作步骤** 堵臀（**堵到宫口开全**）→麻醉及会阴切开→自然娩出下肢及臀部→牵出躯干、牵引胎肩及上肢（滑脱法、旋转胎体法）→娩出胎头。

5. 助产术**注意事项** ①从脐部娩出到胎头娩出一般在 2~3 分钟内，最长不能超过 8 分钟，以免因脐带受压过久而致死产。②在堵臀的过程中，应每隔 10~15 分钟听 1 次胎心。

第九节　人工剥离胎盘术

【知识清单】

1. 人工剥离胎盘术是指用手剥离并取出滞留于子宫腔内胎盘组织的手术。

2. 人工剥离胎盘术**适应证** ①胎儿娩出后，胎盘部分剥离引起子宫出血，**不到 30 出血量已达 200ml 者**。②胎儿娩出后 **30 分钟**，经一般处理，胎盘仍未排出者。③某些难产手术，胎儿娩出后，需要立即娩出胎盘者。

3. 人工剥离胎盘术**操作步骤** ①产妇取膀胱截石位，导尿、排空膀胱。②重新消毒外阴，更换无菌手套。③按医嘱肌内注射哌替啶 50~100mg 用于麻醉镇痛。④术者一手在腹壁紧握并下推子宫，另一手五指合拢成圆锥状，沿脐带伸入宫腔，触及胎盘边缘。宫腔内的手掌展开，四指并拢，手背紧贴宫壁，进入胎盘与子宫壁之间，以手掌的尺侧缘做钝性剥离。待整个胎盘剥离后，将胎盘握在手掌中取出。⑤检查胎盘胎膜，如不完整，可再探查子宫腔，或用干纱布擦拭宫腔，或用大刮匙轻轻搔刮宫腔，清除残留的胎盘胎膜。

4. 人工剥离胎盘术**注意事项** ①徒手剥离胎盘应**一次完成**，因反复进出宫腔会增加感染机会。②当剥离胎盘时，应摸清胎盘与子宫壁的接触面，操作轻柔，**切忌强行剥离和抓挖子宫壁**，防止穿破子宫壁。如发现胎盘与子宫壁之间无明显界限，且有根样组织扎进子宫壁，找不到疏松剥离面时，应考虑胎盘植入，立即停止操作，必要时切除子宫。③术后**注射缩宫素预防产后出血，给予抗生素预防感染**。

5. 人工剥离胎盘术**护理措施** ①术中严密观察产妇生命体征、阴道出血、子宫收缩情况，及时做好输血准备。②配合医生尽快完整娩出胎盘，遵医嘱给予抗生素和缩宫素。③向产妇解释此项手术的必要性，身旁有专人留守解除产妇恐惧、指导产妇术中配合。

第十节　剖宫产术

【知识清单】

1. 剖宫产术是指妊娠≥28 周，经切开腹壁及子宫壁取出胎儿及其附属物的手术。

2. 剖宫产术**适应证** ①母体方面：产道异常、产力异常、胎位异常、有妊娠合并症或并发症者。②胎儿方面：胎儿窘迫或胎盘功能明显减退者。羊水过少短时间内不能经阴道分娩者。脐带脱垂，胎心良好，估计短时间内不能经阴道分娩者。胎儿珍贵（如试管婴儿）、双胎妊娠可适当放宽指征。

3. 剖宫产术**体位** 一般取仰卧位，为防止仰卧位低血压综合征的发生，亦可取**左侧倾斜 10°~15°卧位**。

4. 剖宫产术**麻醉方式** 首选硬膜外麻醉，也可用局部麻醉加强化麻醉，必要时可用全身麻醉（简称全麻）。

5. 剖宫产术**术式选择** ①子宫下段剖宫产术为目前临床最常用的剖宫产术式。②**新式剖宫产术**是改进后的子宫下段剖宫产术。③**子宫体部剖宫产术**切口在子宫体部。④**腹膜外剖宫产术**。⑤剖宫产子宫切除术。

6. 剖宫产术**手术步骤** ①**子宫下段剖宫产术**手术步骤：常规消毒腹部皮肤、铺巾→切开腹壁→探查→剪开膀胱腹膜反折→切开子宫→娩出胎儿→娩出胎盘→缝合子宫壁切口→缝合膀胱子宫反折腹膜→缝合腹壁。②**新式剖宫产术**手术步骤：选择切口→切开皮肤→切开皮下脂肪、筋膜进入腹膜外腔→切、撕开腹膜→手取胎儿胎盘→缝合子宫切口→缝合腹壁切口。③**子宫体部剖宫产术**手术步骤：切口与切开腹壁→切开子宫→娩出胎儿→缝合子宫切口。④**腹膜外剖宫产术**手术步骤：切开膀胱前筋膜→分离左侧膀胱三角区→部分游离膀胱宫颈间隙→分离膀胱反折腹膜→切开子宫→复位膀胱→逐层缝合腹壁。

7. 剖宫产术**注意事项**　①**子宫切口的选择**：切口够大、部位适宜是预防术中出血及顺利娩出胎头的关键。当钝性撕开切口时，要注意子宫右旋的特点，避免切口偏向一侧损伤子宫动脉，造成大出血。向左右两侧延伸切口勿用暴力，遇到阻力大即停止。切口不够大时，可向上做弧形剪开。②**胎头娩出困难的处理**：如为腹壁或子宫切口过小、胎头位置过低或高浮、枕后位等，应针对原因行相应处理。延长腹壁切口应注意皮肤与筋膜的阻力；当子宫切口过小时，可于切口上缘中点向上做 T 形切口。胎头嵌入骨盆过深，术者可用手伸入宫腔握住胎足以臀位娩出，或用单叶产钳娩出，或由助手经阴道上推胎头娩出。胎头位置不正应矫正后娩出。③子宫切口缝合必须解剖层次清楚，对合整齐，不留无效腔，缝线松紧适度。④术中仔细清理宫腔，防止胎膜胎盘残留，有感染可能者用 0.5% 甲硝唑溶液冲洗宫腔，以防术后宫腔感染。⑤关腹前清除腹腔的羊水及积血，以防术后感染与粘连。⑥术毕常规行阴道检查，如宫颈口未扩张，可用示指扩张，同时另一手按压宫底，排出宫腔与阴道积血。

8. 剖宫产术**术前准备重点**　①腹部和外阴部按一般妇科手术备皮范围准备。②核实交叉配血情况，并做好输血准备。③**术前 4 小时禁用呼吸抑制剂**，如吗啡，以防新生儿窒息。④手术当日安放留置导尿管。⑤在腹部消毒前须常规复查胎心率并记录。

9. 剖宫产术**术后护理要点**　①产妇回病室后，全麻患者应有专人护理，**去枕平卧，头转向一侧**；硬膜外麻醉患者，**平卧 6 小时，术后 12~24 小时改半卧位，2~3 日可坐起，有利于恶露排出**。协助产妇翻身，鼓励产妇早下床活动，避免肠粘连。②**术后 24 小时拔除导尿管**。③术后 24 小时内注意观察阴道流血及子宫收缩情况，流血多者及时按摩子宫，并按医嘱给予促子宫收缩的药物。术后 6~12 **小时进流质饮食**，以后根据胃肠功能恢复情况，改半流质及普通饮食。④预防感染：遵医嘱使用抗生素，擦洗外阴每日 2 次，避免上行感染。每日观察腹部切口有无渗血、血肿、红肿、硬结等。观察恶露性状及气味、子宫复旧情况，发现异常及时报告医生并配合处理。⑤健康指导：注意外阴卫生、补充营养、嘱产妇出院后坚持做产后保健操、**告知产妇于产后 42 日到门诊复查**，指导产妇产后 6 周**内禁止性生活**，6 周后落实避孕措施，**术后应至少避孕 2 年方可再孕**，以免再次妊娠发生子宫破裂。

【护考训练】

1. 某孕妇，妊娠 38 周，在做胎心监护时发现胎心率有减速发生，减速与宫缩的关系不恒定，减速下降幅度为 75 次 /min，持续时间长短不一，但能够很快恢复。这种胎心监护图形提示胎心为

　　A. 正常变异频率　　　　　　　　B. 正常变异幅度

　　C. 早期减速　　　　　　　　　　D. 变异减速

　　E. 晚期减速

2. 王某，孕 38 周行胎心监护，发现其 20 分钟内有 4 次胎动伴胎心率加速>15 次 /min，持续时间>15 秒，但不超过 2 分钟，且无规律宫缩。这称为

    A. NST 有反应型   B. NST 无反应型

    C. 宫缩应激试验阳性   D. 宫缩应激试验阴性

    E. OCT 阳性

3. 为某孕妇行胎心监护时发现子宫收缩高峰后出现胎心率逐渐减慢，下降的幅度较小，但持续时间较长、恢复缓慢，此种图形可被诊断为

    A. 正常变异频率   B. 正常变异幅度

    C. 早期减速   D. 变异减速

    E. 晚期减速

4. 关于妊娠 24 周后胎心音的听诊位置，**错误的**是

    A. 骶右前位，母体脐上右侧   B. 枕右前位，母体脐下右侧

    C. 枕左前位，母体脐下左侧   D. 骶左前位，母体脐下左侧

    E. 肩左前位，母体脐部周围

5. 王某，G_3P_2，现妊娠 38 周，四步触诊法检查结果为宫底是圆而硬有浮球感的胎儿部位，耻骨联合的上方为软而宽、形态不规则胎儿部分，胎背位于母体腹部右侧。胎心最清楚部位应是

    A. 脐右下方   B. 脐右上方

    C. 脐左下方   D. 脐左上方

    E. 脐周

6. 阴道检查胎方位时结合囟门有意义的颅缝是

    A. 人字缝   B. 矢状缝

    C. 冠状缝   D. 颞线

    E. 额缝

7. 阴道检查可以了解胎头下降程度的骨性标记是

    A. 骶岬   B. 坐骨棘

    C. 坐骨结节   D. 耻骨联合后面

    E. 骶凹弧度

8. 胎头矢状缝与骨盆入口右斜径相一致的胎方位是

    A. 枕右前位   B. 枕右横位

    C. 枕左横位   D. 枕左前位

    E. 枕左后位

9. 接产前消毒会阴顺序，下列正确的是

    A. 小阴唇→大阴唇→阴阜→大腿内上 1/3 →会阴体→肛门周围

    B. 阴阜→小阴唇→大阴唇→大腿内上 1/3 →会阴体→肛门周围

    C. 大阴唇→阴阜→大腿内上 1/4 →会阴体→肛门周围

    D. 阴阜→小阴唇→大腿内上 1/4 →会阴体→肛门周围

    E. 肛门周围→阴阜→大腿内上 1/4 →会阴体→小阴唇

10. 接产前环境准备,下列正确的是
    A. 室温 22~24℃,湿度 55%~65%　　B. 室温 26~28℃,湿度 55%~65%
    C. 室温 18~22℃,湿度 55%~65%　　D. 室温 24~26℃,湿度 55%~65%
    E. 室温 26~28℃,湿度 40%~60%

11. 人工破膜的主要目的是
    A. 促进胎儿呼吸　　　　　　　　B. 加强宫缩,促进产程进展
    C. 减轻产妇疼痛　　　　　　　　D. 预防产后出血
    E. 便于助产士观察产程情况

12. 在协调性宫缩乏力时,人工破膜的指征包括
    A. 宫口扩张 1cm　　　　　　　　B. 宫口扩张 3cm 或以上
    C. 胎头未衔接　　　　　　　　　D. 头盆不称
    E. 应用缩宫素加强宫缩无效后

13. 胎膜破裂后应立即要做的是
    A. 听胎心　　　　　　　　　　　B. 记录破膜时间
    C. 遵医嘱给予抗生素　　　　　　D. 卧床休息,抬高头部
    E. 注意羊水的性质和颜色

14. 孕妇待产第 11 小时,宫缩协调但逐渐减弱,胎膜已破,宫口开大 8cm。此时恰当的处理是
    A. 调整宫缩节律　　　　　　　　B. 缩宫素静脉滴注
    C. 合理使用腹压　　　　　　　　D. 静脉注射麦角新碱
    E. 立即行剖宫产术

15. 不协调性子宫收缩乏力的主要特征是
    A. 宫缩间歇期宫底部不能完全松弛　　B. 宫缩时手按宫底部可出现凹陷
    C. 出现子宫痉挛性狭窄环　　　　D. 宫缩对称性和极性正常
    E. 产妇疼痛难忍

16. 初产妇,妊娠 41 周,临产后入院查:孕妇极度痛苦,喊叫不已,腹部与妊娠周数相符合,宫缩强弱不一,宫缩间歇子宫体不完全放松,胎心率 160 次 /min,宫口开大 2cm,羊水胎粪污染。下列诊断正确的是
    A. 协调性宫缩乏力　　　　　　　B. 不协调性宫缩乏力
    C. 协调性宫缩过强　　　　　　　D. 不协调性宫缩过强
    E. 宫缩正常

17. 王女士,G_1P_0,孕 39 周,腹痛 3 小时入院,现规律宫缩已 20 小时。查体:枕左前位,胎心率 130 次 /min,宫口开大 4cm,宫缩较初期间歇时间长,10~15 分钟一次,持续 30 秒,宫缩高峰时子宫不硬,经检查无头盆不称。下列对该产妇正确的处理应为
    A. 立即行剖宫产术　　　　　　　B. 行胎头吸引术
    C. 立即行产钳术结束分娩　　　　D. 静脉滴注缩宫素
    E. 待其自然分娩

18. 协调性子宫收缩乏力的主要特征是

A. 宫缩间歇期宫底部不能完全松弛   B. 宫缩时手按宫底部可出现凹陷

C. 出现子宫痉挛性狭窄环   D. 宫缩失去对称性和极性

E. 产妇疼痛难忍

19. WHO 建议会阴切开率大概应控制在

    A. 8%   B. 10%

    C. 15%   D. 20%

    E. 30%

20. 会阴切开过早或过迟**不能引起**

    A. 创面出血多   B. 切口暴露时间长

    C. 增加感染概率   D. 发生会阴裂伤

    E. 新生儿窒息

21. 阴道黏膜及黏膜下层缝线选择

    A. 1-0 可吸收缝线   B. 2-0 可吸收缝线

    C. 3-0 可吸收缝线   D. 4-0 可吸收缝线

    E. 5-0 可吸收缝线

22. 缝合阴道黏膜时第 1 针距裂口顶端上方正确的距离是

    A. 0.3cm   B. 0.5cm

    C. 1cm   D. 1.5cm

    E. 1cm

23. 会阴缝合的步骤为

    A. 皮下组织—阴道黏膜—肌层—皮肤

    B. 肌层—阴道黏膜—皮下组织—皮肤

    C. 阴道黏膜—肌层—皮下组织—皮肤

    D. 皮下组织—肌层—阴道黏膜—皮肤

    E. 皮肤—皮下组织—阴道黏膜—肌层

24. 会阴侧切时,保证使剪刀切线与会阴后联合中线呈

    A. 30°   B. 20°

    C. 45°   D. 80°

    E. 90°

25. 会阴侧切的产妇,关于产后卧位指导,下列正确的是

    A. 健侧卧位   B. 患侧卧位

    C. 平卧位   D. 半卧位

    E. 俯卧位

26. 会阴切开时,剪刀与皮肤呈

    A. 30°   B. 45°

    C. 60°   D. 90°

    E. 120°

27. **禁止**使用胎头吸引术的情况包括

A. 妊娠合并症和胎儿宫内窘迫等需要缩短第二产程者

B. 子宫手术史或剖宫产史不宜过分屏气加压者

C. 持续性枕横位者

D. 持续性枕后位者

E. 严重头盆不称者

28. 当胎头吸引器助产时，全部吸引时间**不超过**

A. 5 分钟   B. 10 分钟

C. 20 分钟   D. 30 分钟

E. 40 分钟

29. 孕妇枕前位在使用胎头吸引术时，当胎头达到耻骨联合下缘时，助产士应

A. 向上、向外牵引   B. 向下、向外牵引

C. 向左、向外牵引   D. 向右、向外牵引

E. 向下、向内牵引

30. **不是**胎头吸引术的必备条件的是

A. 头盆相称   B. 活胎

C. 宫口开全   D. 胎膜已破

E. 胎头双顶径在坐骨棘水平以上

31. 阴道助产术产妇的术后护理要点**不包括**

A. 应用缩宫素以减少阴道出血   B. 减轻产妇疼痛

C. 会阴擦洗每日 2 次   D. 会阴侧切开者行健侧卧位

E. 常规留置尿管 24 小时

32. 当行胎头吸引术时，吸引器的横柄要

A. 与胎头矢状缝交叉   B. 与坐骨结节间径一致

C. 与坐骨棘间径一致   D. 与出口前后径一致

E. 与胎头矢状缝一致

33. 有关胎头吸引术的注意事项，**错误的**是

A. 抽吸达到所需负压后，即可开始牵引

B. 牵引时间不超过 20 分钟

C. 吸引器滑脱可重新放置，但一般不超过 2 次

D. 应在宫缩时牵引

E. 牵引按产轴之方向进行

34. 下列产钳术中的配合，一般**不需要**的是

A. 准备产钳

B. 指导、鼓励产妇在宫缩时向下用力

C. 观察宫缩及胎心情况，做好巡回及物品供应，如新生儿复苏的各项准备

D. 胎儿娩出后，按医嘱注射宫缩剂，以防产后出血

E. 嘱产妇禁食

35. 产钳术后护理**不必要**的是

A. 保持外阴清洁干燥

B. 观察伤口情况

C. 新生儿静卧 3 日，3 日内不予沐浴，可在床上擦浴，一切操作动作要轻柔

D. 密切观察新生儿面色、呼吸、哭声、心率、神志等情况，注意有无呕吐、抽搐等

E. 按医嘱给产妇肌内注射维生素 K_1 10mg，以防颅内出血

36. 下列**不是**产钳术必备条件的是

A. 宫口开全或接近开全
B. 头先露，头盆相称

C. 胎头双顶径达坐骨棘水平以下
D. 活胎、胎膜已破

E. 枕前位

37. 产钳助产若牵引时产钳滑脱达到 2 次，下列做法正确的是

A. 改为胎头吸引术
B. 静滴缩宫素

C. 等待自然分娩
D. 按压宫底

E. 准备剖宫产

38. 臀位分娩时应注意

A. 脐部娩出后应尽快娩出胎头，一般应于 2~3 分钟内结束分娩

B. 脐部娩出后应尽快娩出胎头，一般应于 8 分钟内结束分娩

C. 脐部娩出后应尽快娩出胎头，一般应于 15 分钟内结束分娩

D. 脐部娩出后应尽快娩出胎头，一般应于 20 分钟内结束分娩

E. 脐部娩出后应尽快娩出胎头，一般应于 30 分钟内结束分娩

39. 臀助产在"堵臀"的过程中

A. 20~30 分钟听一次胎心
B. 10~15 分钟听一次胎心

C. 15~30 分钟听一次胎心
D. 30~60 分钟听一次胎心

E. 60~120 分钟听一次胎心

40. 臀先露胎儿下肢和臀部自然娩出后，上肢和头部不能自然娩出者。当脐部露于阴道口，脐带受压时，应牵出胎儿，否则易致死产，限制的时间是

A. 5 分钟
B. 6 分钟

C. 7 分钟
D. 8 分钟

E. 9 分钟

41. 臀位可采用膝胸卧位方法予以纠正的妊娠周数是

A. 30 周
B. 32 周

C. 34 周
D. 36 周

E. 40 周

42. 王女士，G_2P_1，孕 37 周常规产检。产前检查：宫高 33cm，腹围 98cm，子宫底部触及圆而硬的胎头，耻骨联合上方触及不规则、宽而软的胎臀，胎背位于母体腹部右前方，胎心音在脐上右侧听诊最清楚，胎心率 140 次 /min。请问该产妇的胎方位是

A. 枕左前
B. 枕右前

C. 骶左前
D. 骶右前

E. 枕横位

43. 当完全臀先露宫口未开全时,接产者应在宫缩时
    A. 行人工破膜
    B. 以右手掌垫1片无菌巾堵挡于外阴部
    C. 自然等待宫口开全
    D. 指导产妇下床活动
    E. 听诊胎心音

44. 下列关于臀位阴道分娩的注意事项,**错误**的是
    A. 临产后卧床休息
    B. 少做肛门检查
    C. 破膜后立即听胎心音
    D. 阴道口见胎足,为宫口开全
    E. 禁止灌肠

45. 臀位破膜后应立即
    A. 抬高床头
    B. 下床活动
    C. 指导产妇用力
    D. 灌肠
    E. 听诊胎心

46. 剖宫产时使用组织钳夹住子宫肌层的目的是
    A. 牵开
    B. 止血
    C. 夹紧
    D. 牵拉、止血
    E. 防止肌层损伤

47. 剖宫产的患者出现仰卧位低血压综合征的主要原因是
    A. 手术前禁饮、禁食
    B. 压迫下腔静脉
    C. 胎儿太大
    D. 麻醉
    E. 紧张

48. 妇科腹部手术的备皮范围是
    A. 上自剑突下,两侧至腋中线,下达阴阜和大腿上1/3处
    B. 上自脐部,两侧至腋中线,下达阴阜和大腿上1/3处
    C. 上自剑突下,两侧至腋前线,下达阴阜和大腿上1/3处
    D. 上自剑突下,两侧至腋中线,下达大腿上1/3处
    E. 上自剑突下,两侧至腋前线,下达大腿上1/3处

49. 剖宫产手术术后护理中,**错误的**是
    A. 去枕平卧3小时
    B. 按常规监测生命体征直至正常
    C. 术后第2日,取半卧位
    D. 当日禁食,术后1~2日进流食
    E. 留置导尿管1~2日

50. 剖宫产术前准备内容**不包括**
    A. 做好心理护理
    B. 常规导尿备皮
    C. 腹部消毒前再次听诊胎心
    D. 常规做药物敏感试验
    E. 常规缩宫素静脉滴注预防产后出血

(崔萱)

第一章　女性生殖系统解剖

1. A	2. C	3. E	4. A	5. B	6. E	7. E	8. D
9. D	10. D	11. C	12. E	13. E	14. C	15. D	16. B
17. E	18. E	19. D	20. A	21. D	22. D	23. D	24. B
25. D	26. E	27. C	28. D	29. D	30. D	31. E	32. A
33. B	34. C	35. B	36. A	37. E	38. C	39. D	40. E
41. B	42. C	43. D	44. E				

36. 正确答案：A

解析：圆韧带维持子宫前倾位置的作用；阔韧带的作用主要是维持子宫在盆腔正中的位置；主韧带起固定子宫颈位置，防止子宫脱垂的作用。子宫骶骨韧带将宫颈向后向上牵引，间接维持子宫前倾位置。

（刘　慧）

第二章　女性生殖系统生理

（一）选择题

1. E	2. C	3. D	4. C	5. A	6. A	7. C	8. E
9. E	10. B	11. C	12. C	13. C	14. A	15. B	16. C
17. ABCE		18. ABCD		19. ABCDE		20. AB	

12. 正确答案：C

解析：排卵后第7~8日循环中孕激素达到高峰。排卵多发生在下次月经来潮前14日左右。其月经周期35日，排卵时间约在月经周期的21日，故孕激素达到高峰时间为第28~29日。

13. 正确答案：C

解析：月经周期35日，本次月经来潮时间为5月1日，就诊时间为5月11日为卵泡发育阶段，分泌雌激素的量迅速增加于排卵前达高峰。卵泡期卵泡不分泌孕酮。

（二）名词解释

1. 女性第一次月经来潮称月经初潮，是青春期的重要标志。

2. 从开始出现绝经趋势直至最后一次月经的时期，称为绝经过渡期。

3. 除生殖器官以外，其他女性特有的性征即第二性征，包括音调变高，乳房发育，阴毛及腋毛分布，骨盆横径发育大于前后径，胸、肩、髋部皮下脂肪增多等。

（三）案例分析

助产士向张女士知识宣教内容要点：①介绍卵巢的功能及卵巢周期性变化，卵泡的发育及成熟→排卵→黄体形成及退化；帮助张女士确定排卵日期，以提高受孕概率。②建议备孕期双方均应体检，身体健康是备孕的前提；备孕期间应戒烟戒酒、少熬夜、多运动、保持良好的心态，女方还应提前补充叶酸。

（陈顺萍）

第三章　妊娠生理

1. C	2. D	3. B	4. D	5. C	6. C	7. D	8. D
9. B	10. D	11. B	12. D	13. B	14. E	15. C	16. D
17. E	18. D	19. B	20. C	21. A	22. B	23. C	24. E
25. D	26. C	27. B	28. E	29. A	30. E	31. C	32. C
33. A							

2. 正确答案：D

解析：妊娠末期孕妇血液处于高凝状态，故产后胎盘剥离面血管内可以迅速形成血栓止血，防止产后出血。因此，D 选项是错误的。

26. 正确答案：C

解析：妊娠期增大的子宫使膈肌升高，心脏向左、上、前方移位。心脏移位使大血管轻度扭曲，加之血流量增加及血流速度加快，多数孕妇心尖区可闻及Ⅰ~Ⅱ级柔和吹风样收缩期杂音，产后逐渐消失。因此，C 选项是正确的。

30. 正确答案：E

解析：妊娠晚期，若孕妇长时间仰卧位，增大子宫压迫下腔静脉，回心血量减少，心排血量减少使血压下降，称为仰卧位低血压综合征，侧卧位能解除子宫压迫，改善血液回流。因此妊娠中、晚期建议孕妇左侧卧位休息。因此，E 选项是正确的。

（左欣鹭）

第四章　妊娠诊断与孕期管理

1. B	2. A	3. B	4. C	5. A	6. E	7. D	8. A
9. D	10. B	11. D	12. C	13. C	14. B	15. E	16. A
17. D	18. D	19. A	20. D	21. C	22. D	23. A	24. D
25. B	26. D	27. E	28. D	29. C	30. E	31. B	32. C
33. E	34. A	35. A	36. A	37. C	38. B	39. C	40. E

4. 正确答案：C

解析：小囟门位于母体骨盆左前方，故枕骨位于母体骨盆左前方，胎方位为枕左前。

7. 正确答案：D

解析：妊娠是正常的生理过程，是胚胎及胎儿在母体子宫腔内生长、发育的过程，始自精子与卵子结合形成受精卵，终止于胎儿及其附属物娩出。全过程约 280 日。

8. 正确答案：A

解析：子宫杂音为吹风样低音，腹主动脉音为"咚咚"样强音，均与孕妇脉搏一致。脐带杂音与胎心率一致。

13. 正确答案：C

解析：胎头在临产后迟迟不入盆，考虑头盆不称，应通过测量骶耻外径或骶耻内径来评估骨盆入口平面前后径。

29. 正确答案：C

解析：孕妇肾盂及输尿管轻度扩张，蠕动减慢，尿流减慢，易发生肾盂肾炎；此外，受右旋子宫压迫，右侧肾盂肾炎较左侧多见，其发生与下腔静脉压增高无关。

39. 正确答案：C

解析：胎心监护见多个晚期减速出现，提示胎盘功能减退、胎儿宫内缺氧。此时产妇正在使用缩宫素加强宫缩，会引起胎盘灌注进一步减少，故应立即停用缩宫素，进一步观察胎心监护结果。

（张 好）

第五章　正常分娩

（一）选择题

1. B	2. D	3. A	4. B	5. D	6. B	7. A	8. B
9. B	10. D	11. A	12. A	13. B	14. A	15. B	16. A
17. D	18. D	19. B	20. E	21. D	22. B	23. D	24. C
25. D	26. C	27. D	28. A	29. D	30. B	31. D	32. C
33. B	34. C	35. E	36. C	37. D	38. A	39. D	40. D
41. E	42. D	43. D	44. C	45. C	46. D	47. C	48. C
49. D	50. C	51. D	52. C	53. E	54. C	55. B	56. C
57. C	58. E	59. D	60. C				

22. 正确答案：B

解析：胎头俯屈是由枕额径变为枕下前囟径，以最小径线通过产道，故应选 B。

36. 正确答案：C

解析：根据 2 个囟门的位置，可以推断出枕骨位于母体骨盆左后方，胎位为枕左后位，故选 C。

（二）名词解释

1. 妊娠达到及超过 28 周，胎儿及其附属物从临产开始到完全从母体娩出的全过程，称为分娩。

2. 妊娠满 28 周至 36^{+6} 周（196~258 日）期间分娩称为早产。

3. 妊娠满 37 周至 41^{+6} 周（259~293 日）期间分娩称为足月产。

4. 妊娠满 42 周（≥294 日）及以后分娩称为过期产。

5. 当胎儿先露部通过产道时，为了适应骨盆各平面的不同形态及大小，被动地进行一系列适应性转动，以其最小径线通过产道的全过程。

6. 胎头双顶径进入骨盆入口平面，胎头颅骨最低点接近或达到坐骨棘水平。

7. 见红是即将临产较可靠的征象，多在临产前 24~48 小时内出现。由于胎儿下降，子宫颈内口附近的胎膜与子宫壁分离，毛细血管破裂形成少量出血，与宫颈黏液混合经阴道排出。

8. 临产是出现规律且逐渐增强的子宫收缩,宫缩持续 30 秒或以上,间歇 5~6 分钟,同时伴有进行性子宫颈管消失、宫颈口扩张和胎先露部下降的过程。

9. 第二产程中,宫缩时胎头露出阴道口,宫缩间歇期时又缩回至阴道内,这种现象称为胎头拨露。

10. 第二产程中,胎头双顶径越过骨盆出口,宫缩间歇期胎头不再回缩,这种现象称为胎头着冠。

(三) 填空题

1. 产力　产道　胎儿　社会心理因素

2. 节律性　对称性及极性　缩复作用

3. 心率　呼吸　肌张力　喉反射　皮肤颜色　8~10　4~7　0~3

4. 2~4

5. 骨产道　软产道　子宫下段　子宫颈　阴道　盆底软组织

(四) 简答题

1. 胎儿下降感或轻松感　分娩前 1~2 周出现。假临产,又称为不规律宫缩,特点是宫缩持续时间短且不恒定,强度不增加,间歇时间长且不规则,常在夜间出现,清晨消失。可被镇静药抑制。见红是即将临产较可靠的征象,多在临产前 24~48 小时内出现。

2. 第一产程又称为宫颈扩张期,指从出现规律宫缩至宫口开全(10cm)。第一产程又分为潜伏期和活跃期。潜伏期是从规律宫缩至宫口扩张至 5cm,为宫口扩张的缓慢阶段,初产妇不超过 20 小时,经产妇不超过 14 小时;活跃期是宫口扩张 5cm 至宫口开全,是宫口扩张的加速阶段,宫口扩张速度应≥0.5cm/h。第二产程又称为胎儿娩出期,指从宫口开全至胎儿娩出。未实施硬膜外麻醉者,初产妇最长不应超过 3 小时,经产妇不应超过 2 小时;实施硬膜外麻醉镇痛者,初产妇最长不应超过 4 小时,经产妇不超过 3 小时。第三产程又称为胎盘娩出期,指从胎儿娩出至胎盘娩出。一般需要 5~15 分钟,不超过 30 分钟。

3. 子宫体收缩变硬呈球形,胎盘剥离后降至子宫下段,宫体被推向上,宫底上升达脐上。阴道口外露的脐带随胎盘下降而自行延长。阴道少量流血。在产妇耻骨联合上方用手掌尺侧轻压子宫下段时,宫体上升而外露的脐带不再回缩。

4. 观察内容　产妇的一般情况及体温、呼吸、脉搏和血压;子宫收缩情况及子宫底高度;阴道出血量,外阴、阴道、会阴切口有无血肿;膀胱是否充盈。如发现产妇宫缩乏力,阴道流血多,可按摩子宫,并及时报告医生处理。若产妇出现肛门坠胀感,应警惕会阴血肿的发生。膀胱充盈者及时排尿。观察 2 小时无异常者,将产妇和新生儿送回病房。

(五) 案例分析

1. 主要护理诊断有分娩痛、舒适度减弱、焦虑、知识缺乏。

2. 目前是第一产程潜伏期。

3. 主要的处理措施包括密切观察产程进展,观察子宫收缩、胎心、子宫颈口扩张、胎先露下降及胎膜是否破裂;做好生活护理,如补充水分和热量,活动与休息指导,排尿和排便,清洁卫生等。

(贾　佳)

第六章　正常产褥

1. B	2. A	3. E	4. E	5. D	6. D	7. D	8. C
9. B	10. E	11. D	12. C	13. D	14. C	15. A	16. B
17. A	18. D	19. B	20. A	21. C	22. E	23. A	24. B

4. 正确答案：E

解析：催乳素因是否哺乳而异，哺乳产妇的催乳素于产后下降，但仍高于非孕时水平，吸吮乳汁时催乳素分泌明显增高。

9. 正确答案：B

解析：妊娠期体内潴留的多量水分主要经肾排出，故产后1周尿量增多。

10. 正确答案：E

解析：产后访视至少3次，第1次在产妇出院后3日内，第2次在产后14日，第3次在产后28日。

17. 正确答案：A

解析：经产妇宫缩痛较初产妇明显，哺乳时反射性缩宫素增加，多使疼痛加重。

19. 正确答案：B

解析：伤口感染者，应提前拆线引流，定时换药。

23. 正确答案：A

解析：如产妇乳房局部出现红、肿、热、痛或有痛性结节，提示患乳腺炎。

24. 正确答案：B

解析：引起急性乳腺炎的致病菌主要是金黄色葡萄球菌，首选抗生素治疗，一般为青霉素类或头孢类抗生素。

（王　诺）

第七章　正常新生儿

1. D	2. B	3. C	4. C	5. E	6. D	7. D	8. E
9. C	10. B	11. D	12. C	13. E	14. D	15. C	16. C
17. C	18. C	19. B	20. C				

6. 正确答案：D

解析：新生儿脱水热是因为室温过高、保暖过度或摄入水分不足导致血液浓缩，发现后应立即降低室温，打开包裹散热，并给新生儿喂水，体温可迅速恢复正常。

8. 正确答案：E

解析：胎儿期肝脏维生素K储存量少，凝血因子活性较低。产妇因宫缩过强出现急产可出现新生儿颅内出血，因此可按医嘱肌内注射维生素K_1。

（陈　敏）

第八章　妊娠并发症

1. B	2. E	3. D	4. D	5. C	6. C	7. E	8. C

9. D	10. D	11. E	12. B	13. E	14. C	15. C	16. B
17. D	18. B	19. A	20. B	21. B	22. E	23. D	24. B
25. D	26. A	27. E	28. A	29. C	30. B	31. A	32. E
33. C	34. A	35. C	36. B	37. D	38. E	39. B	40. D
41. A	42. C	43. E	44. E	45. C	46. E	47. B	48. C
49. C	50. A	51. B	52. D	53. E	54. C	55. A	56. B
57. D							

3. 正确答案：D

解析：先兆流产妇科检查宫颈口未开，胎膜未破，子宫大小与停经周数相符。难免流产妇科检查宫颈口已扩张，有时可见胚胎组织或羊膜囊堵塞于宫颈口内，子宫大小与停经周数相符或略小。因此，从宫颈口是否开大这一表现最容易鉴别，选择 D。

9. 正确答案：D

解析：妊娠期高血压疾病应用硫酸镁预防和控制子痫的药理机制主要是抑制神经肌肉之间乙酰胆碱的释放，从而抑制骨骼肌的收缩，所以如果用药过量或药物在体内蓄积引起中毒时首先导致膝反射减弱或消失，故正确答案为 D。

21. 正确答案：B

解析：异位妊娠多有 6~8 周的停经史，腹痛是输卵管妊娠就诊的最主要症状。输卵管异位妊娠破裂常表现为突然感觉一侧下腹部撕裂样疼痛，常伴恶心、呕吐；有腹腔内急性出血，严重者可出现面色苍白、脉快而细弱、血压下降等休克体征。输卵管流产或破裂者，妇科检查阴道后穹隆饱满、有触痛，宫颈举痛或摇摆痛阳性。通过题中表述此病例最可能为输卵管异位妊娠。阴道后穹隆穿刺是诊断异位妊娠简单而可靠的辅助检查方法，适用于疑有腹腔内出血的患者。因此，本题答案选 B。

31. 正确答案：A

解析：患者发生抽搐期间无自主呼吸，而且呼吸道分泌物较多，全身组织器官严重缺氧，因此应帮助患者采取头低侧卧位，避免误吸，同时在保持呼吸道通畅的基础上立即给氧，故正确答案为 A。

38. 正确答案：E

解析：患者血压较前增高明显，可引起脑血管意外、抽搐昏迷、胎盘早剥等严重并发症，因此应降压，但不应低于 130/80mmHg，并且采取措施抑制骨骼肌收缩避免子痫发生，因此正确答案为 E。

47. 正确答案：B

解析：该患者血压较高为胎盘早剥的诱因，可导致胎盘底蜕膜后小血管破裂，出血可刺激子宫引起持续性强烈收缩，出现下腹部疼痛、子宫硬如木板，如果胎盘剥离可导致胎儿血供减少，从而出现胎心减慢。故正确答案为 B。

（李金芝　左欣鹭）

第九章　妊娠合并症

1. C	2. B	3. B	4. D	5. A	6. E	7. E	8. D

9. C	10. C	11. C	12. D	13. C	14. C	15. D	16. D
17. B	18. D	19. B	20. B	21. A	22. C	23. D	24. E
25. D							

5. 正确答案：A

解析：妊娠早中期，胎儿通过胎盘从母体获取葡萄糖增加，孕妇空腹血糖随妊娠进展而降低。答案 C 分娩过程中不应维持胰岛素原用量，否则由于体力消耗、进食减少等原因，会致血糖降低，正确的处理是根据血糖值调整胰岛素用量。

17. 正确答案：B

解析：妊娠早期合并急性病毒性肝炎，可使早孕反应加重。选项 B 的说法和教材中所述并不符，判断为错。

（王 玉）

第十章 胎儿异常与多胎妊娠

1. B	2. D	3. C	4. A	5. B	6. A	7. C	8. D
9. B	10. C	11. B	12. E	13. A	14. E	15. C	16. A
17. B	18. A	19. B	20. E				

3. 正确答案：C

解析：胎儿生长受限病因复杂，母亲营养供应不足；胎盘各种病变致血流量减少；胎儿基因或染色体异常；脐带因素如单脐动脉、脐带过长、过细或扭转等均是高危因素，因此答案选 C。

6. 正确答案：A

解析：双胎的脐带异常主要表现为单羊膜囊双胎易发生脐带互相缠绕、扭转，可致胎儿死亡。脐带脱垂也是双胎常见并发症，多发生在双胎胎位异常或胎先露未衔接出现胎膜早破时，以及第一胎儿娩出后、第二胎儿娩出前。脐带过短不属于，答案选 A。

（万俊芳）

第十一章 胎儿附属物异常

（一）选择题

1. B	2. C	3. B	4. E	5. C	6. B	7. A	8. D
9. B	10. D	11. E	12. B	13. B	14. E	15. C	16. A
17. E	18. C	19. B	20. E	21. D	22. C	23. C	24. C
25. B	26. A	27. A	28. D	29. D	30. C	31. D	32. B
33. B	34. C	35. C	36. E	37. C	38. D	39. A	40. D
41. A	42. E	43. D	44. D	45. B	46. B	47. D	48. A
49. C	50. A	51. B	52. B				

25. 正确答案：B

解析：阴道排液且 pH 为 7.0,考虑胎膜早破，后体温升高说明有感染，此时应首选抗生素治疗。

33. 正确答案：B

解析：存在发生脐带脱垂的危险因素（胎头高浮），胎膜已破出现胎心率异常，需要考虑脐带脱垂的可能，应立即行阴道检查，了解有无脐带脱垂和有无脐带血管搏动。若在胎先露部旁或其前方以及阴道内触及脐带者，或脐带脱出于外阴者，即可确诊。超声检查有助于明确诊断。

52. 正确答案：B

解析：发现脐带脱垂，胎心尚好，胎儿存活者，应争取尽快娩出胎儿。产妇宫颈未开全者，立即取头低臀高位，将胎先露部上推，应用抑制子宫收缩的药物，以缓解或减轻脐带受压；严密监测胎心，同时尽快行剖宫产术。

（二）名词解释

1. 妊娠 28 周后，若胎盘附着于子宫下段，甚至胎盘下缘达到或覆盖宫颈内口，其位置低于胎儿的先露部，称为前置胎盘。

2. 妊娠 20 周以后或分娩期，正常位置的胎盘在胎儿娩出前，部分或全部从子宫壁剥离称为胎盘早剥。

3. 羊水过多是指妊娠期间羊水量超过 2 000ml。

4. 羊水过少是指妊娠晚期羊水量少于 300ml。

5. 当胎膜未破，脐带位于胎先露部前方或一侧，称为脐带先露，也称为隐性脐带脱垂。

6. 胎膜破裂后，脐带脱出宫颈口外，降至阴道内或露于外阴部，称为脐带脱垂。

（三）案例分析

1.（1）前置胎盘，进一步需要行 B 超检查。

（2）治疗原则为抑制宫缩、止血、纠正贫血和预防感染。

（3）有感染的危险、有窒息的危险、潜在并发症（出血性休克、产后出血）、焦虑。主要的护理措施包括注意阴道流血情况，严密观察出血量和出血时间。建立静脉通路，配血，遵医嘱进行输液、输血准备。须行剖宫产术终止妊娠者，应做好术前准备。做好新生儿复苏的抢救准备。预防产后出血和感染。加强与产妇的沟通，引导其说出内心感受，耐心向其解释有关前置胎盘的知识并解答相关问题。

2. 主要护理措施 ①卧床休息，指导产妇取臀高头低位，尽量减少阴道检查等操作。②监测胎心，若胎心明显改变则立即阴道检查。一旦发生脐带先露，配合医生及时行助产术或剖宫产术迅速结束分娩，做好术前准备和抢救新生儿窒息的准备。③密切观察体温、脉搏、呼吸和白细胞计数，及时发现感染征象并报告医生。保持外阴清洁，遵医嘱应用抗生素预防感染。④心理护理。

（牛 倩 陈顺萍）

第十二章 高危妊娠

1. C	2. A	3. D	4. A	5. E	6. C	7. E	8. C
9. E	10. D	11. A	12. E	13. A	14. A	15. E	16. E
17. B	18. A						

4. 正确答案：A

解析：胎动是胎儿在子宫内的活动，不需要借助仪器设备，孕妇可自行监测胎儿宫内安危情况，简便实用。

17. 正确答案：B

解析：根据孕妇的基本情况，可以用骨盆测量尺进行骨盆外测量。无须 X 线骨盆测量。X 线是一种波长很短的电磁波，能够产生电离效应，因而进入人体后可产生生物学效应，可能对胎儿的身体造成不利的影响。

（孙胜男）

第十三章　异常分娩

（一）选择题

1. D	2. A	3. D	4. A	5. A	6. D	7. C	8. C
9. B	10. C	11. C	12. B	13. A	14. B	15. B	16. B
17. A	18. B	19. B	20. C	21. D	22. E	23. D	24. A
25. A	26. E	27. A	28. D	29. D	30. D	31. C	32. D
33. C	34. A	35. E	36. C	37. C	38. A	39. A	40. D
41. C	42. C	43. B	44. A	45. A	46. B	47. E	48. D
49. D	50. A	51. E	52. D	53. C	54. A	55. B	56. B
57. D	58. A	59. E	60. C				

1. 正确答案：D

解析：产程的描述，正确的是胎膜多在第一产程末自然破裂。

2. 正确答案：A

解析：产力异常主要分为子宫收缩乏力和子宫收缩过强两大类，而每一类又分为协调性和不协调性两种类型，临床上以协调性子宫收缩乏力最常见。

21. 正确答案：D

解析：因妊娠 36 周，少量阴道流血 1 日入院，无腹痛。查体：宫底剑突下 2 横指，臀位，胎心 150 次 /min，骨盆正常，阴道无活动性出血，无宫缩，宫口未开，一般情况好，可以住院观察，监测胎心变化。

23. 正确答案：D

解析：阴道检查胎头矢状缝与骨盆横径一致，大囟门在 9 点，小囟门在 3 点。可判断胎方位枕左横位，胎头向有利于娩出的方向逆时针转 90°，使矢状缝与中骨盆前后径一致，胎儿枕骨转至耻骨联合下方。

31. 正确答案：C

解析：产程受阻的原因主要是坐骨结节间径 7.5cm，骨盆出口狭窄。

32. 正确答案：D

解析：枕左前位（LOA），胎心 135 次 /min，检查宫口开大 4cm，胎头在坐骨棘水平。3 小时后产妇呼叫腹痛难忍，宫缩间隔 1~2 分钟，持续 45 秒，胎心 105 次 /min，子宫下段压痛明显。检查：宫口开大 5cm，胎头在坐骨棘水平。出现胎头下降停滞、强直宫缩、胎心减慢、腹痛难忍,符合先兆子宫破裂表现。

33. 正确答案:C

解析:因需要急症剖宫产手术,最主要的护理措施是做好剖宫产术前准备。

41. 正确答案:C

解析:妊娠 39 周,规律宫缩 6 小时,枕左前位,估计胎儿体重 2 600g,胎心 145 次 /min。阴道检查:宫口开大 3cm,未破膜,胎先露 S^{+1},骨盆外测量未见异常,等待自然分娩。

42. 正确答案:C

解析:宫缩逐渐减弱,产程已 18 小时,胎膜已破,宫口开大 8cm,出现继发性宫缩乏力,此时恰当的处理是静脉滴注缩宫素。

43. 正确答案:B

解析:静脉滴注缩宫素,主要的护理措施是专人监测宫缩情况。

(二) 案例分析

1.(1) 足月临产;持续性枕横位;胎儿宫内窘迫。

(2) 依据:宫口开全,阴道检查矢状缝于骨盆横径上,耳郭在耻骨弓下,耳背朝向母体右侧;羊水淡绿色,胎心率 118 次 /min。

(3) 有受伤的危险(母体、胎儿)。潜在并发症:产后出血、产褥感染。焦虑。

2.(1) 该产妇 G_2P_1 足月临产;横位,肩右后,忽略性横位。

(2) 协助医生立即做好剖宫产术的术前准备。

3.(1) G_1P_0,足月临产,胎膜早破;骨盆狭窄;臀位。

(2) 处理:以剖宫产为宜。依据:产妇妊娠 41 周,破膜 9 小时,臀位,骨盆狭窄。

(姚丽娟 刘 慧)

第十四章 分娩期并发症

1. C	2. A	3. A	4. D	5. B	6. D	7. C	8. B
9. E	10. D	11. E	12. E	13. E	14. B	15. D	16. A
17. E	18. B	19. E	20. B	21. B	22. D	23. A	24. B
25. C	26. A	27. C	28. C	29. E	30. A	31. C	32. E
33. B	34. B	35. C	36. A	37. B	38. B	39. D	40. C

6. 正确答案:D

解析:胎儿娩出后立即出现阴道持续流血,色鲜红,可自凝,出血原因应考虑软产道裂伤,最佳处理方法是检查有无软产道裂伤。

8. 正确答案:B

解析:在产后出血预防措施中,有出血可能者,当胎儿前肩娩出后,立即肌内注射或静脉注射缩宫素 10U,非胎头娩出前肌内注射缩宫素。

11. 正确答案:E

解析:胎盘植入者,应根据产妇出血情况及剥离面积行保守治疗或行子宫次全切除术,切忌用手指强行挖除,E 项叙述错误。

15. 正确答案: D

解析: 先兆子宫破裂的临床表现包括下腹部疼痛、病理性缩复环形成、排尿困难及血尿、胎心率改变。血压迅速下降为子宫破裂的征象。

19. 正确答案: E

解析: 当羊水栓塞发生 DIC 时, 由于大量凝血物质的消耗和纤溶系统的激活, 产妇血液系统由高凝状态迅速转变为纤溶亢进状态, 导致血液不凝固, 阴道流血无凝血块。

22. 正确答案: D

解析: 在人工破膜时不能同时进行胎膜剥离, 以免宫颈管内口或子宫下段由于分离胎膜而损伤血管, 在宫缩增强的情况下易使羊水进入母体血液循环, 增加羊水栓塞的风险。

24. 正确答案: B

解析: 胎儿娩出 40 分钟后胎盘尚未娩出, 阴道流血多, 阵发性, 色暗红, 有血块, 应考虑胎盘因素。

25. 正确答案: C

解析: 子宫下段有一个狭窄环, 胎盘嵌顿于宫腔内, 应配合麻醉师使用麻醉剂, 待狭窄环松解后徒手协助胎盘娩出。

26. 正确答案: A

解析: 子宫外形呈葫芦状为病理性缩复环。产妇烦躁不安, 出现病理性缩复环, 下腹部疼痛加剧、压痛明显, 胎心听不清楚都是先兆子宫破裂的临床表现。

28. 正确答案: C

解析: 胎儿娩出后突然出现气短、呛咳、呼吸困难, 血压测不到, 判断为羊水栓塞, 存在肺动脉高压, 该产妇最主要的护理诊断是气体交换受损。

29. 正确答案: E

解析: 在分娩中发生羊水栓塞时, 应用缩宫素加强宫缩, 可使羊膜腔内压力过高, 羊水有被挤入破损的微血管而进入母体血液循环的风险, 从而加重羊水栓塞。

30. 正确答案: A

解析: 阴道出血色暗红, 胎盘、胎膜完整, 排除软产道裂伤和胎盘因素, 子宫时软时硬, 轮廓不清, 为子宫收缩乏力的表现, 因此该产妇出血的原因可能是子宫收缩乏力所致。

31. 正确答案: C

解析: 该产妇出血的原因是子宫收缩乏力, 子宫收缩乏力止血主要是按摩子宫刺激子宫收缩, 使用宫缩剂促进子宫收缩。

32. 正确答案: E

解析: 死胎滞留过久可引起凝血功能障碍, 另外该产妇经人工剥离胎盘及使用宫缩剂后仍无效果, 在排除宫缩乏力、胎盘因素后出血仍不止, 且无凝血块, 这些都提示为凝血功能障碍所致的出血。

33. 正确答案: B

解析: 该产妇出血原因为凝血功能障碍, 首要的处理措施是补充凝血因子。

38. 正确答案：B

解析：产妇突发呛咳、发绀，血压下降，子宫切口边缘广泛渗血，色暗红，血不凝，为典型羊水栓塞的临床表现。该产妇最可能发生的是羊水栓塞。

39. 正确答案：D

解析：胎儿窘迫、产后出血不是羊水栓塞的诱发因素，C、E选项排除。胎膜早破、前置胎盘、剖宫产术是羊水栓塞的诱发因素，但该产妇无前置胎盘、胎膜早破，只有剖宫产术这一诱因，因此选D。

40. 正确答案：C

解析：当羊水栓塞发生凝血功能障碍时，应纠正凝血功能障碍：及时处理产后出血；补充凝血因子，输注大量的新鲜血、血浆、冷沉淀等。肝素治疗羊水栓塞DIC，但由于DIC早期高凝状态难以把握，使用肝素治疗弊大于利，不推荐肝素治疗。因此选C。

（周昔红）

第十五章　高危新生儿

1. C	2. E	3. C	4. D	5. C	6. C	7. E	8. B
9. A	10. E	11. B	12. B	13. D	14. C	15. C	16. A
17. A	18. C	19. B	20. D	21. E	22. A	23. B	24. D

11. 正确答案：B

解析：阿普加评分是临床评估新生儿出生时生命状况、出生窒息程度和复苏效果的一种经典而简易的方法。内容包括皮肤颜色、心率、对刺激反应、肌张力和呼吸5项指标，分别于出生后1分钟、5分钟和10分钟进行，需要复苏的新生儿15分钟和20分钟时仍需要评分。每项0~2分，总共10分。1分钟阿普加评分8~10分为正常，4~7分为轻度（青紫）窒息，0~3分为重度（苍白）窒息。该题中的新生儿呼吸、心率各得1分，其他3项指标均为0分，故评分2分。

（宋沉思）

第十六章　异常产褥

1. D	2. D	3. C	4. E	5. E	6. C	7. A	8. C
9. E	10. A	11. A	12. B	13. C	14. D	15. B	16. A
17. B	18. D	19. E	20. D	21. E	22. D	23. D	24. C
25. E	26. E	27. A	28. C				

3. 正确答案：C

解析：产褥感染一般取半卧位或将床头抬高有利于恶露排出、盆腔炎症局限，故选C。

4. 正确答案：E

解析：下肢血栓性静脉炎，病变多在股静脉、腘静脉及大隐静脉，表现为弛张热，下肢持续性疼痛，局部静脉压痛或触及硬索状，使血液回流受阻，引起下肢水肿，皮肤发白，称为股白肿，故选E。

16. 正确答案: A

解析: 当子宫内膜炎时子宫内膜充血、坏死, 阴道流出大量有臭味的脓性分泌物, 故选 A。

22. 正确答案: D

解析: 胎盘、胎膜残留为阴道分娩后晚期产后出血最常见的原因, 常发生于产后 10 日左右, 故选 D。

23. 正确答案: D

解析: 晚期产后出血的处理原则是少量或中等量阴道流血, 给予宫缩剂及支持疗法, 同时应用抗生素; 多量阴道流血, 可行剖腹探查。疑有胎盘、胎膜、蜕膜残留等在建立静脉通道输液、做好输血准备下行刮宫术, 刮出物应送病理检查, 术后继续用抗生素及宫缩剂, 故选 D。

(杨 波)

第十七章　产房常用手术及护理配合适宜技术

1. D	2. A	3. E	4. D	5. B	6. B	7. B	8. D
9. A	10. B	11. B	12. B	13. A	14. B	15. A	16. B
17. D	18. B	19. B	20. E	21. B	22. B	23. C	24. C
25. A	26. D	27. E	28. C	29. A	30. E	31. E	32. E
33. A	34. E	35. E	36. E	37. E	38. A	39. B	40. D
41. A	42. D	43. B	44. D	45. E	46. D	47. B	48. A
49. A	50. E						

1. 正确答案: D

解析: 变异减速的胎心率减速与宫缩的关系不恒定, 减速下降幅度大, 持续时间长短不一, 与该产妇胎心监护图符合。

2. 正确答案: A

解析: NST 有反应型是指在进行无应激试验 (NST) 时, 胎心率基线在 110~160 次 /min, 振幅变异在 6~25 次 /min, 并且在 20 分钟内至少有 2 次加速超过 15 次 /min, 持续 15 秒。这些表现都提示胎儿宫内储备能力良好, 属于正常情况。与该产妇胎心监护图符合。

3. 正确答案: E

解析: 晚期减速的胎心监护特点为发现子宫收缩高峰后出现胎心率逐渐减慢, 下降的幅度较小, 但持续时间较长恢复缓慢。晚期减速提示胎儿存在宫内缺氧的可能, 应尽快予以纠正。

4. 正确答案: D

解析: 当妊娠 24 周后胎心音的听诊位置为枕先露的胎位时, 胎心通常在脐下方听诊; 臀先露的胎位 (胎臀未入盆), 胎心通常在脐上方听诊; 肩先露的胎位, 胎心位置通常在脐的下方。胎方位为左侧, 胎心音在左侧听诊; 胎方位为右侧, 胎心音在右侧听诊。

5. 正确答案: B

解析: G_3P_2, 现妊娠 38 周, 四步触诊耻骨联合的上方为软而宽、形态不规则胎儿部分,故为臀先露,臀先露的胎位在脐上方听诊;胎背位于母体腹部右侧,所以胎方位为右侧;胎方位为右侧,胎心音在右侧听诊;所以胎心在脐右上方听诊。

6. 正确答案:B

解析:囟门是确定胎方位的重要标志,前囟门和后囟门之间的颅缝是矢状缝。

7. 正确答案:B

解析:坐骨棘平面是判断枕先露位置高低的重要标志。胎头最低点平坐骨棘,记为胎先露 S^{-0},表明胎头已经入盆,胎头最低点在坐骨棘上 2cm,记为胎先露 S^{-2},胎头最低点在坐骨棘下 2cm,记为胎先露 S^{+2}。

8. 正确答案:D

解析:囟门是确定胎方位的重要标志,前囟门和后囟门之间的颅缝是矢状缝。题目中阐述胎头矢状缝与骨盆入口右斜径相一致,后囟门可能在母体骨盆的左前方或右后方,所以胎位是枕左前位或枕右后位。

9. 正确答案:A

解析:接产前消毒会阴 2~3 次,顺序为尿道口→阴道口→左右侧小阴唇→大阴唇→阴阜→两侧大腿内上 1/3 →会阴体→两侧臀部→肛门周围→肛门。

10. 正确答案:B

解析:环境安静,整洁,私密,减少人员走动,光线适宜,符合Ⅱ类环境标准,室温 26~28℃,湿度 55%~65%。

11. 正确答案:B

解析:人工破膜的主要目的是加强宫缩,促进产程进展。破膜后,胎头直接紧贴子宫下段及宫颈内口,引起反射性子宫收缩,从而加速产程进展。

12. 正确答案:B

解析:在协调性宫缩乏力时,人工破膜的指征是宫口扩张 3cm 或以上,无头盆不称,且胎头已衔接。因此,选项 B 是正确的。

13. 正确答案:A

解析:胎膜破裂后,首要的处理措施是听胎心,确保胎儿安全。同时卧床休息,抬高臀部,以防止羊水流出引起脐带脱垂。

14. 正确答案:B

解析:待产第 11 小时,宫缩协调性逐渐减弱,胎膜已破,宫口开大 8cm,缩宫素静脉滴注。

15. 正确答案:A

解析:不协调性子宫收缩乏力的主要特征是宫缩间歇期子宫不能完全松弛,宫缩的节律性和对称性异常,极性倒置,宫缩为无效宫缩。

16. 正确答案:B

解析:不协调性子宫收缩乏力的主要特征是节律性、对称性和极性不存在,为高张性,对母儿的影响大。该产妇宫缩强弱不一,宫缩间歇子宫体不完全放松,宫缩已经失去了正常的节律性,为不协调性子宫收缩乏力。

17. 正确答案:D

解析：该产妇 G_1P_0，为初产妇，现规律宫缩已持续 20 小时，宫口开大 4cm，为第一产程潜伏期延长。现宫缩间歇 10~15 分钟一次，持续 30 秒，宫缩高峰时子宫不硬，经检查无头盆不称，符合静脉滴注缩宫素加强宫缩的适应证。

18. 正确答案：B

解析：协调性子宫收缩乏力的主要特征是子宫收缩具有正常的节律性、对称性和极性，但收缩力弱，宫腔内压力低，小于 2.0kPa（15mmHg），持续时间短，间歇期长且不规律，宫缩<2 次 /10min。当宫缩高峰时，宫体隆起不明显，用手指压宫底部肌壁仍可出现凹陷。这种宫缩乏力多属继发性，临产早期宫缩正常，但至宫口扩张进入活跃期后期或第二产程时宫缩减弱，常见于中骨盆与骨盆出口平面狭窄、持续性枕横位或枕后位等头盆不称。

19. 正确答案：B

解析：会阴切开术是一种在分娩过程中为了扩大产道所做的手术，它有助于减少分娩过程中可能出现的并发症，如难产等。然而，过高的会阴切开率可能会导致近期和远期的并发症，WHO 建议会阴切开率应控制在 10% 左右。

20. 正确答案：E

解析：会阴过早切开会引起创面出血多、切口暴露时间长、增加感染概率；若切开过迟，可能会阴裂伤已经发生。

21. 正确答案：B

解析：根据损伤组织评估情况，正确选取缝合材料。皮肤为 3-0 或 4-0 可吸收缝线；黏膜及黏膜下层为 2-0 可吸收缝线；会阴肌层及皮下组织为 2-0 可吸收缝线。

22. 正确答案：B

解析：用 2-0 可吸收缝线在顶端上方 0.5cm 处缝合第 1 针以结扎回缩的血管，防止阴道壁血肿形成。

23. 正确答案：C

解析：会阴缝合顺序为由内到外，按照解剖结构逐层缝合。具体步骤为阴道黏膜—肌层—皮下组织—皮肤。

24. 正确答案：C

解析：会阴侧切术多为左侧切口，剪刀切线与会阴后联合中线呈 45°，会阴体高度膨隆时则略向上呈 60°~70°。

25. 正确答案：A

解析：术后健康指导，健侧卧位，注意保持外阴清洁、干燥，每日会阴擦洗 2 次，评估切口情况（有无渗血、红肿、硬结及脓性分泌物），如有异常及时处理。

26. 正确答案：D

解析：使剪刀与会阴后联合中线呈 45°，会阴体高度膨隆时则略向上呈 60°~70°，剪刀与皮肤垂直呈 90°，于胎头拨露后、着冠前、会阴高度扩张变薄后，在宫缩时一次全层切开 4~5cm，阴道黏膜切口应与会阴皮肤切口长度一致。

27. 正确答案：E

解析：胎头吸引术禁忌证，严重头盆不称、产道阻塞或畸形不能经阴道分娩者；胎位异常（面先露、额先露、横位、臀位）；胎头位置高，颅骨最低点在坐骨棘水平，有明显头盆不称者；产道畸形、阻塞、宫颈癌；子宫脱垂手术后，尿瘘修补术后。

28. 正确答案：C

解析：全部牵引时间不超过 20 分钟，否则应改用产钳术助产。

29. 正确答案：A

解析：牵引的方向是沿着产轴的方向，产轴的方向为上段向下向后，中段向下，下段向下向前，当胎头枕部到达耻骨联合下缘时向上、向外牵引，使胎头逐渐仰伸直至双顶径娩出。

30. 正确答案：E

解析：胎头吸引术的必备条件为活胎、宫口开全、胎膜已破、胎头双顶径在坐骨棘水平以下、头盆相称。

31. 正确答案：E

解析：阴道助产术产妇的术后护理要点为保持外阴清洁，会阴擦洗每日 2 次，会阴侧切开者应取健侧卧位，应用缩宫素以减少阴道出血，减轻产妇疼痛，无须常规留置尿管 24 小时。

32. 正确答案：E

解析：当行胎头吸引术时，吸引器的横柄要与胎头矢状缝一致，以作为旋转胎头标记。

33. 正确答案：A

解析：抽吸达所需负压后，需要等待形成产瘤后，才可以开始牵引。这是因为在产瘤形成之前，胎头吸引器可能无法稳定地固定在胎头上，这可能导致牵引过程中的滑脱或其他并发症。产瘤的形成表示胎头已经准备好进行牵引，这样可以提高手术的成功率和安全性。

34. 正确答案：E

解析：产钳术等阴道助产手术不需要产妇禁食。要做好术前配合、术中准备与术后的护理。

35. 正确答案：E

解析：产钳术后应该按医嘱给新生儿而不是产妇肌内注射维生素 K_1 10mg，以防颅内出血。此题属于偷换概念题。

36. 正确答案：E

解析：本题考查产钳术必备的条件，具体的包括宫口开全或接近开全、头先露、头盆相称、胎头双顶径达坐骨棘水平以下、活胎、胎膜已破，不一定要求是枕前位。

37. 正确答案：E

解析：牵引时产钳滑脱如达到 2 次，适时改为剖宫产，以免失去抢救胎儿的时机。

38. 正确答案：A

解析：脐部娩出后一般应于 2~3 分钟内结束分娩，最长不能超过 8 分钟，以免因脐带受压导致死产。

39. 正确答案：B

解析：在"堵"的过程中，应每 10~15 分钟听胎心 1 次或持续胎心监护，并注意宫口是否开全。

40. 正确答案: D

解析: 脐部娩出到胎头娩出最长不能超过8分钟, 以免因脐带受压导致死产。

41. 正确答案: A

解析: 本题考查异常胎位纠正胎位的时间, 臀位可在孕30周采用膝胸卧位方法予以纠正。

42. 正确答案: D

解析: 考查根据胎心听诊的部位判断胎方位的知识点。臀先露在脐上听诊, 头先露在脐下听诊, 胎方位为右(左)侧, 胎心音在右侧(左)听诊。该产妇G₂P₁, 孕37周常规产检, 胎心音在脐上听诊最清楚, 故为臀先露。胎心音在右侧听诊最清楚, 所以胎方位为右侧, 因此选择骶右前。

43. 正确答案: B

解析: 由于胎儿最大的部分为胎头, 因此臀先露不同于头先露的地方为第一产程不能加速产程进展, 需要堵。堵到宫口开全, 胎头能娩出。完全臀先露宫口未开全时, 接产者应在宫缩时, 以右手掌垫1片无菌巾堵挡于外阴部。

44. 正确答案: D

解析: 阴道口见胎足和为宫口是否开全没有关系。阴道口见胎足时护士应该采取堵的措施, 一直堵到宫口开全。

45. 正确答案: E

解析: 臀位破膜后应立即听诊胎心音, 确保胎儿安全。

46. 正确答案: D

解析: 剖宫产时使用组织钳夹住子宫肌层的目的是牵拉和止血。这种操作有助于更好地控制子宫出血, 确保手术视野清晰, 并有助于缝合过程的顺利进行。同时, 通过牵拉子宫肌层, 医生可以更好地定位和操作, 以确保手术的安全和有效。

47. 正确答案: B

解析: 剖宫产的患者出现仰卧位低血压综合征的主要原因是剖宫产时, 产妇处于仰卧位, 子宫会压迫到下腔静脉和腹主动脉, 导致下肢及盆腔静脉回流受阻。这种压迫会造成心脏回血量明显减少, 右房压下降, 心排血量减少, 动脉压下降, 组织血流灌注不足, 从而引发仰卧位低血压综合征。

48. 正确答案: A

解析: 腹部手术的备皮范围主要分为上腹部手术和其他腹部手术。上腹部手术的备皮范围是上至平乳头连线, 下至耻骨联合, 两侧至腋后线, 同时要剃净阴毛, 清洁脐孔。而其他腹部手术的备皮范围是上自剑突下, 两侧至腋中线, 下达阴阜和大腿上1/3处。妇科腹部手术属于下腹部手术, 这些备皮范围有助于确保手术区域的清洁, 减少手术感染的风险。

49. 正确答案: A

解析: 剖宫产手术术后去枕平卧的时间一般为6小时。这是因为在剖宫产手术后, 麻药还没有完全消退, 采取去枕平卧位可以避免术后出现恶心呕吐的情况。同时, 其也有助于减轻直立性低血压。

50. 正确答案：E

解析：剖宫产术前准备是确保手术安全和顺利进行的重要环节。产妇和医护人员应充分了解各项准备内容的重要性，并按照规定的程序和要求进行操作，通过全面的身体评估、手术风险评估、饮食调整、用药指导、皮肤准备与清洁、麻醉前准备、手术室准备以及术后护理计划的制订和执行，可以为剖宫产手术的成功和产妇的康复奠定坚实的基础。预防产后出血的方法是在术中注射缩宫素。

（崔 萱）